Was Kindern jetzt gut tut

Gesundheit fördern
in einer Welt
im Umbruch

Martin Schenk, Hedwig Wölfl (Hg.)

Was Kindern
jetzt gut tut

Gesundheit fördern
in einer Welt
im Umbruch

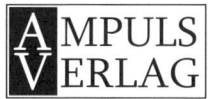

Die Herausgeber:innen
Mag. Martin Schenk ist Psychologe, Sozialexperte der Diakonie
Österreich und Mitbegründer der Armutskonferenz sowie
Lehrbeauftragter an der Fachhochschule Wien für Soziale Arbeit.
Mag.ᵃ Hedwig Wölfl ist Klinische Psychologin,
Gesundheitspsychologin, Psychotherapeutin sowie fachliche
Leiterin und Geschäftsführerin bei „die möwe" – Kinderschutz.

Martin Schenk, Hedwig Wölfl (Hg.)
Was Kindern jetzt gut tut -
Gesundheit fördern in einer Welt im Umbruch

Verlagsleitung: Martin Rümmele
Lektorat: Marketingfabrik - E. & F. Gabner GmbH
Umschlaggestaltung: Gesund kommunizieren Media KG
Bildnachweise: Cover: AdobeStock, Fotos wurden beigestellt
Layout, Gestaltung, Satz: Daniela Radler
Hersteller: Marketingfabrik E. & F. Gabner GmbH
Erschienen bei: ampuls-verlag, eine Marke der Gesund
kommunizieren Media KG
Copyright © 2022 ampuls-verlag
ISBN: 978-3-9519818-5-7

Inhalt

5

Vorwort

Kinder und Jugendliche sind massiv unter Druck. Corona, Krieg, Teuerung, Klima, Armut – eine Krise jagt die andere, und nicht alle können das gut bewältigen. Sie sind verletzlicher und haben weniger Reserven. Angstsymptome, Schlafstörungen und depressive Verstimmungen sind auf dem Höchststand. Beengtes Wohnen und geringes Einkommen zu Hause verschärfen die Situation. Kinder brauchen Hilfe, wenn sie mit ihrem Alltag und sich selbst nicht mehr zu recht kommen. Dieses Buch diskutiert Kindergesundheit in einer Welt im Umbruch – und zeigt Wege, Kinder zu stärken. Im Großen wie im Kleinen.

Viele, die in diesem Buch schreiben, nutzen ihre beruflichen Praxiserfahrungen aus dem Krisentelefon, aus Therapien, Ambulanzen oder Beratungsstellen. Sie setzen sich mit der Lage von Kindern mit psychischen Problemen, mit chronischen Krankheiten und Entwicklungsbeeinträchtigungen auseinander; sie nehmen Traumata in den Blick und besprechen Situationen der Pflege; sie reflektieren den Umgang mit digitalen Medien und schauen auf den Schutz vor Gewalt; sie gehen Bedürfnissen von Babys in den „Frühen Hilfen" nach, analysieren gesundheitsförderliche Schulen und liefern Gesundheitsdaten zu Jugendlichen am Arbeitsmarkt.

Die Texte in diesem Buch sind so verschieden, wie Kinder verschieden sind. Es gibt wissenschaftliche Artikel und Analysen, Porträts und Reportagen, Essays und Berichte. Gemeinsam ergeben sie die Vielfalt und Buntheit, die für eine umfassende Kindergesundheit gebraucht wird.

Wir betrachten aus unterschiedlichen Blickwinkeln die Bedingungen moderner Kindheit und tragen all die Facetten zusammen, die gemeinsam jene Mehrdimensionalität abbilden, die für das Heranwachsen von Kindern heute Realität ist. Wir weisen auf die Rahmenbedingungen hin, die zu verbessern sind, wir finden Beispiele, die Mut machen, und halten Momente der Zuversicht fest, die verdeutlichen, was Kindern gut tut.

Resilienz heißt, widerstandsfähig sein. Das können wir brauchen. Jetzt in den vielen Krisen ist dieses Wort in aller Munde. Aber in einer oft sehr fordernden und schädlichen Weise. „Mach dich resilient! Sei resilient! Streng dich an, um resilient zu sein!" Das ist möglicherweise gut gemeint, aber ein fatales Missverständnis. Resilienz ist keine Dimension individueller Leistungsfähigkeit – das belastet die Belasteten noch mehr. Resilienz darf auch nicht zur zeitgeistigen Selbstoptimierungsforderung verkommen – das erhöht den Druck und die Resignation.

Das Buch möchte etwas anderes. Wir suchen die Wege, die Kinder stärken.

Martin Schenk
Hedwig Wölfl

Herbst 2022

Die Folgen der Pandemie

Kinder, Jugend und Familie im Umbruch

Von Ulrike Zartler

Univ. Prof.[in] Mag.[a] Dr.[in] Ulrike Zartler ist Leiterin für Bereiche Familien, Kinder, Jugend am Institut für Soziologie der Universität Wien.

Kinder, Jugendliche und ihre Eltern sind heute mit einer Fülle an krisenhaften Entwicklungen konfrontiert. Die Covid-19-Pandemie und ihre Begleiterscheinungen wie Lockdowns, wiederholte Schließungen von Bildungsstätten und Freizeitangeboten oder die Notwendigkeit von Masken und Testungen wurden zu einem zentralen Aspekt des Aufwachsens: in mittlerweile fast drei Pandemiejahren wurde die gesundheitliche Krise zu einem ständigen Begleiter des Kinderlebens und des Erwachsenwerdens, flankiert von weiteren Krisen wie Kriegsereignissen, der ökonomischen Krise oder der weltweiten Klimakrise. Das kann Ängste und Unsicherheiten fördern.

Kinder und Jugendliche gehören zu den von der Corona-Pandemie am stärksten betroffenen Bevölkerungsgruppen. Zahlreiche Studien verweisen auf negative Folgen der Pandemie für ihr Wohlbefinden (Cowie und Myers 2021; Kirby et al. 2022; Langmeyer et al. 2020; Zartler et al. 2022): Sie vermissten das Zusammensein mit Freund:innen, Verwandten und Großeltern (Institut für Jugendkulturforschung 2022). Die Zufriedenheit von Kindern und Jugendlichen mit ihren zentralen Lebensbereichen (insbesondere Freundschaften,

Autonomie sowie die Situation in Schule, Ausbildung oder Studium) sank deutlich (Berngruber et al. 2022). Weiters hat sich im Verlauf der Pandemie die Häufigkeit von depressiven Symptomen, Angst-, Ess- und Schlafstörungen vervielfacht (Dale et al. 2022; Pieh et al. 2021; Racine et al. 2021; Witte et al. 2022). Auffallend ist, dass Kinder aus einkommensschwächeren Haushalten von diesen negativen Auswirkungen deutlich stärker betroffen sind. Hinzu kamen Bildungsverluste (Engzell et al. 2021; Huber 2020), die ebenfalls von sozialer Ungleichheit geprägt sind (Pelikan et al. 2021; Pessl und Steiner 2021). Nicht nur Kinder und Jugendliche, sondern auch ihre Eltern erlebten durch die Pandemie stark erhöhte Anforderungen und fühlten sich im Zeitverlauf belastet und mitunter überfordert, wobei Mütter tendenziell höhere Belastungsniveaus erlebten als Väter (Beham-Rabanser et al. 2022; Berghammer 2022; Geissler et al. 2022). Deutlich zeigt sich, dass Familienvariablen (etwa Qualität der Eltern-Kind-Beziehung, Resilienz, Konfliktniveau) bedeutsam dafür sind, wie Kinder und Jugendliche mit den Folgen der Pandemie umgehen (Giordano et al. 2022; Horton et al. 2022; Langmeyer et al. 2022).

Die im Folgenden präsentierten Daten basieren auf der österreichweiten qualitativen Längsschnittstudie „Corona und Familienleben", in deren Rahmen 98 Eltern mit insgesamt 181 Kindern im Kindergarten- und Schulalter befragt wurden. Die Befragung umfasst zwölf Datenerhebungswellen zwischen März 2020 und Juni 2022. Rund zwei Drittel der Befragten wurden mittels ausführlicher Telefoninterviews befragt (Dauer: bis zu drei Stunden), rund ein Drittel erstellte Tagebucheinträge.

Belastungen der Kinder im Zeitverlauf (aus Elternsicht)
Auswirkungen der Pandemie aus Sicht der befragten Eltern für ihre Kinder wurden vor allem in vier Bereichen gesehen: Emotional-psychische, soziale, bildungsbezogene sowie körperliche Folgen.

Emotionale und psychische Folgen

Die außergewöhnliche gesundheitliche Bedrohung durch Covid-19 war für Kinder und Jugendliche vielfach mit Ängsten verbunden: Sie hatten Angst vor der unbekannten Situation, befürchteten, selbst zu erkranken oder Familienmitglieder anzustecken. Kinder machten plötzlich die Erfahrung, dass alle Personen im sozialen Umfeld eine potenzielle Bedrohung darstellten – und dass umgekehrt sie selbst ebenfalls eine Bedrohung waren: „Meine Tochter hat am Abend brutal Angst bekommen, was passiert jetzt mit Oma und Opa, die sind doch Risikogruppe, müssen sie jetzt sterben?" (Fall 07I, W1, I1) Die Sorge um das emotionale Wohlbefinden der Kinder war bereits am Beginn der Pandemie groß. So sagte eine befragte Mutter Anfang April 2020: „Die größte Schwierigkeit ist bisher einfach, die jüngeren Kinder zu trösten, die noch nicht ganz verstehen, was los ist und nur irgendwie wissen, dass etwas nicht stimmt. Sie zu beruhigen und zu trösten, nein, du wirst nicht sterben, ich werde auch nicht sterben, und sie vor diesem Monster, das sie nicht begreifen können, zu schützen." (Fall 06I, W3, I4). Im Verlauf der Pandemie erlebten die Befragten, dass das Vertrauen ihrer Kinder in die Eltern litt, weil sie manchmal Auskünfte gegeben hatten, die sich später als falsch herausstellten, oder weil sie die (oft als verwirrend empfundenen) Maßnahmen nicht gut erklären oder argumentieren konnten. Dadurch entstanden zahlreiche Herausforderungen für die Eltern-Kind-Beziehung. Auch der massive Verlust an Autonomie und Selbstbestimmung der Kinder erschien den befragten Eltern problematisch: während der Lockdownphasen fiel der selbstständige Schulweg für jüngere Kinder ebenso weg wie autonome soziale Aktivitäten für Jugendliche.

Mit steigender Dauer der Pandemie berichteten die Eltern zunehmend von emotionalen und psychischen Folgen bei ihren Kindern. Sie thematisierten Berührungsängste, Sozialphobien, Panikattacken, Traurigkeit, Antriebslosigkeit, Lethargie, depressive Verstimmungen, Aggression sowie Symptome wie Schlafprobleme, Albträume oder Bettnässen. Manche Jugendliche weigerten sich, die Wohnung zu verlassen, die Schule zu besuchen oder Freund:innen zu treffen. Die genannten psychischen Probleme dürften sich im Zeitverlauf verstärkt haben.

Soziale Folgen
In der Wahrnehmung der Eltern litten ihre Kinder während der Lockdowns und Kontaktbeschränkungen vor allem unter den fehlenden oder stark eingeschränkten Sozialkontakten. Viele Kinder klagten über Einsamkeitsgefühle, was Eltern an ihre Grenzen brachte: „Den Kindern fehlen ihre Freunde. Kinder brauchen Kinder, das ist klar. Die Freunde können wir als Eltern nicht ersetzen. Wir können zwar unterschiedliche Rollen spielen und einnehmen, aber Kinder können wir nicht spielen." (Fall 28T, W1, T1). Besonders für jüngere Kinder mit geringen digitalen Kompetenzen berichteten Eltern über Frustrationserlebnisse: „Diese Isolation ist schon schlimm. Er [Sohn] ist auch immer gleich gereizt, wurscht was man sagt. Wir haben das Video-Telefonieren versucht mit seinem Freund, aber das funktioniert nicht. Einmal legt der das Telefon weg und geht spielen, einmal der andere." (Fall 37I, W4, I5)
In den weiteren Pandemiephasen bemerkten manche Eltern, dass ihre Kinder ein Unwohlsein bei Sozialkontakten verspürten und Berührungsängste entwickelten. Auch die neuen beziehungsweise fehlenden Höflichkeitsnormen waren ein Thema: Vielfach hatten jüngere Kinder bestimmte Verhaltensregeln oder Grußformen (etwa Begrüßung mit Handschlag) vergessen oder verlernt. Gleichzeitig verzögerten oder verhinderten die fehlenden Sozialkontakte manche Entwicklungsschritte wie die Loslösung von der Herkunftsfamilie in der Adoleszenz. Das bewog Eltern dazu, Sozialkontakte ihrer Kinder trotz anderslautender Regeln wieder zu verstärken oder außerhäusliche Kinderbetreuung in Anspruch zu nehmen, denn „die soziale Isolation ist schlimmer als die Angst vor Corona" (Fall 23T, W4, T4).

Die befragten Eltern bedauerten besonders, dass ihren Kindern die Unbeschwertheit im Umgang mit anderen fehlte, dass sie Gemeinschaftserlebnisse versäumt hatten (Feste, Ausflüge, Schikurse, Schulsportwochen) und sie deshalb „mit einer anderen Ernsthaftigkeit" (Fall 54I, W12, I12) aufwuchsen.

Folgen im Bildungsbereich
Am Beginn des ersten Lockdowns machten sich vor allem Eltern mit geringen Ressourcen (sprachlich, materiell, räumlich, zeitlich) Sorgen um Auswirkungen der Pandemie auf den Bildungsstand ihrer Kinder. Sie konnten die erforderliche technische Ausrüstung (Computer, Drucker, Internetzugang) nicht anschaffen, konnten keinen adäquaten Arbeitsplatz für schulische Tätigkeiten zur Verfügung stellen oder hatten aufgrund geringer Sprachkompetenzen Schwierigkeiten, ihre Kinder im Homeschooling zu unterstützen. Mit zunehmender Dauer der Pandemie äußerten aber auch Eltern mit guten Rahmenbedingungen und ausreichend Ressourcen zunehmend Sorgen um die Lernfortschritte ihrer Kinder und befürchteten Bildungsnachteile: „Wir als Eltern können das nicht so erklären wie die Lehrer, und da werden sicher Defizite bleiben." (Fall 65I, W9, I8) Im Zeitverlauf zeigte sich, dass während der langen Phasen des Homeschooling Basiskompetenzen verloren gingen (etwa korrekte Schreibhaltung, Sprachkompetenzen) und auch gute Schüler:innen wesentlich schlechtere Leistungen erbrachten als vor der Pandemie. Die Phase des ersten Lockdowns wurde von Kindern mitunter als Freizeit definiert („Corona-Ferien"), verbunden mit entsprechend geringem schulischen Engagement. Mit zunehmender Dauer der Pandemie erzählten die Eltern allerdings von gestiegenen schulischen Leistungsanforderungen, der erforderlichen eigenständigen Erarbeitung neuer Bildungsinhalte sowie von starken Motivationsproblemen und damit einhergehenden Konflikten in der Familie: beispielsweise weigerten sich die Kinder der Befragten zunehmend,

ihre Eltern in der Rolle als Lehrer:innen zu akzeptieren. Gleichzeitig gab es, selbst im Fall von Quarantäne oder Klassenschließungen, immer weniger Unterstützung seitens der Schule.

Besonders schwierig waren Übergangsphasen wie das Ende des Kindergartenbesuchs, der Schuleintritt oder auch Schulwechsel. Tage der offenen Tür fanden virtuell statt, und die Verpflichtung zum häufigen Testen – verbunden mit dem Risiko, bei positiver Testung die Schule unverzüglich verlassen zu müssen – wurde von Schulanfänger:innen als besonders stresshaft und beängstigend erlebt. Eine Mutter erzählte über ihre 7-jährige Tochter: „[Sie] hat am 2. Tag in der Schule geweint. Sie sagt, sie fühlt sich in der Schule fremd. Sie muss Abstand halten und darf nicht mit den anderen Kindern spielen oder zur Lehrerin gehen. Es ist ihr unheimlich. Sie würde gerne mit ihrer Freundin kuscheln und spielen." (Fall 06T, W6, T8) Als weitere Problematik thematisierten die befragten Eltern, dass die Schule vom Ort des sozialen Austauschs junger Menschen zunehmend zu einem ausschließlichen Lernort wurde und soziales Lernen in der Schule beziehungsweise bei Schulveranstaltungen kaum mehr stattfinden konnte: „Die Schule ist nur noch ein Ort, um Inhalte zu lernen. Das ungezwungene lustige Miteinander bei Schulausflügen, Skikursen etc. ist verschwunden." (Fall 31T, W12, T12) Dieses Fehlen der sozialen Komponente wurde kritisch betrachtet, weil dadurch die zentralen Funktionen der Schule für die Entwicklung junger Menschen deutlich eingeschränkt waren.

Physische Folgen

Im Verlauf der Pandemie waren sportliche Aktivitäten in Schulen, Freizeiteinrichtungen und Vereinen über lange Phasen unmöglich. Gleichzeitig stieg der Medienkonsum stark an, weil digitale Geräte für Homeschooling, als Freizeitbeschäftigung und zur Pflege sozialer Kontakte verwendet wurden. Die befragten Eltern erzählten vor allem während Lockdowns und je nach geltenden Maßnahmen von körperlichen Folgen, die sie bei ihren Kindern beobachteten. Sie berichteten über Bewegungsmangel und Gewichtszunahme, Konzentrationsschwierigkeiten und Hautprobleme aufgrund des häufigen Maskentragens und Desinfizierens: „Meine Tochter [6 Jahre] hat Hände wie eine alte Frau. […] Ihrer Haut schadet das richtig." (Fall 04I, W5, I8) Mitunter war sportliche Betätigung eine wichtige Möglichkeit für Kinder und Jugendliche, um die Folgen der Pandemie zu bewältigen. Eine Mutter erzählte über ihren Sohn im Jugendalter: „Er hat gesagt, Mama, wenn ich diese Gewichte zu Hause nicht gehabt hätte zum Stemmen, ich glaube, er wäre durch die Decke. Er hat gesagt, das hat sein Leben gerettet, echt. Und er hat gesagt, danke Mama, dass er das hat kaufen dürfen. Weil das hat ihm echt die Psyche glaub ich gerettet." (Fall 53I, W11, I10)

Positive Aspekte der Pandemie

In der Einschätzung der befragten Eltern überwogen deutlich die negativen Folgen der Pandemie für ihre Kinder. Dennoch gab es auch einige positive Aspekte. Durch den permanenten Anpassungsdruck an neue Situationen wurde die Selbstständigkeit und Flexibilität der Kinder gefördert. Im Idealfall lernten sie, mit schwierigen oder beängstigenden Situationen kreativ umzugehen. Im Homeschooling konnten Eltern das Lernverhalten ihrer Kinder besser kennenlernen und Kinder ihre organisatorischen und digitalen Kompetenzen erweitern. Einige Eltern berichteten auch von einer Intensivierung der Eltern-Kind- beziehungsweise Geschwisterbeziehung. Diese positiven Aspekte wurden jedoch zumeist für Kinder im Kindergarten- oder Volksschulalter wahrgenommen. Für Jugendliche wurden die Folgen wesentlich gravierender eingeschätzt. Die Mutter eines 6- und eines 8-jährigen Kindes resümiert: „Ich glaub, dass die einiges gelernt haben fürs Leben, dass nicht immer alles geht, dass man extrem flexibel sein kann. Das hat mich immer wieder erstaunt, wenn wieder alles zu war, und man hat gemerkt, es geht trotzdem. Längerfristig haben sie vielleicht sogar profitiert. Aber das ist nur für unsere Kinder, weil die in einem guten Alter für sowas waren. Ich möchte keinem Jugendlichen ins Gesicht sagen, das wird dir schon gut getan haben." (Fall 08I, W12, I14)

Herausforderungen für Eltern in der Unterstützung ihrer Kinder
Eltern spielen eine entscheidende Rolle in der Begleitung ihrer Kinder. Seit Beginn der Pandemie stehen sie vor der Herausforderung, trotz unsicherer und permanent veränderter Bedingungen die emotionale Stabilität ihrer Kinder zu unterstützen, sie durch wiederholte Anpassungsprozesse zu begleiten, sie zu schulischen Leistungen zu motivieren, ihnen die Pandemie und die jeweils geltenden Maßnahmen zu erklären und trotz vielfach unklarer Regeln Sicherheit zu vermitteln. Um diese Herausforderungen in der Begleitung und Unterstützung ihrer Kinder zu bewältigen, haben Eltern unterschiedliche Strategien entwickelt, wie beispielsweise die Umstrukturierung des Familienalltags, die Förderung familialen Zusammenhalts, einen adäquaten Umgang mit Informationen oder die Förderung der kindlichen Autonomie (siehe Zartler et al. 2022).
Die befragten Eltern erlebten eine enorme Rollenvielfalt: während der Lockdowns waren sie Mutter und Vater, Partner:innen, Erwerbstätige, Lehrer:innen, Kindergartenpädagog:innen, Betreuer:innen, Pfleger:innen, Köch:innen, Haushälter:innen, Spielpartner:innen und vieles mehr. Weiters mussten sie mit Emotionen, Ängsten und Konflikten in ihrer Familie umgehen, hatten teilweise mit Existenzängsten und mit Sorgen um ihre Kinder zu kämpfen. Gleichzeitig war es auch wichtig, für die eigene physische und psychische Gesundheit zu sorgen, auch wenn dies nicht immer einfach war. So sagte eine Befragte im Rückblick: „Die größte Herausforderung war sicher, immer wieder stark zu sein, Mut zu machen, obwohl einem selbst die Zuversicht ausging." (Fall 14T, W12, T14) Generell zeigte sich, dass vor allem Mütter in diesen Situationen ihre eigenen Be-

dürfnisse stark zurückstellten und auf Strategien der Selbstoptimierung setzten. Beispielsweise verzichteten sie aus Rücksichtnahme auf andere Familienmitglieder auf eigene Arbeits- und Erholungsphasen oder auf räumlich adäquate Arbeitsverhältnisse und vernachlässigten die Selbstfürsorge (Zartler et al. 2021a; Zartler et al. 2021b).

Eine hohe Grundbelastung blieb im gesamten Verlauf der Pandemie durchgehend bestehen. Eine befragte Mutter drückte dies so aus: „Natürlich hatte ich in den letzten zwei Jahren viele schöne Momente als Mutter, aber in den schwierigen Zeiten ist selbst unter denen meistens irgendwie ein Teppich aus Schwere gelegen. Leichtigkeit gab es ganz selten." (Fall 30T, W12, T13)

Handlungsbedarf für die Zukunft

Was brauchen Kinder, Jugendliche und ihre Eltern, um einigermaßen unbeschadet, in physischer und psychischer Integrität aus der Krise gehen zu können? Um negative Langzeitfolgen der Pandemie zu vermeiden oder zumindest abzufedern, ist Unterstützung in unterschiedlichen Bereichen erforderlich.

Dringend nötig sind ausreichende, qualitätsvolle, niederschwellige und flexible psychosoziale Unterstützungsangebote für Kinder, Jugendliche und Eltern. Dies erfordert einen Ausbau der Schulsozialarbeit und der psychosozialen Begleitung an Schulen ebenso wie einen Ausbau psychosozialer Beratungsmöglichkeiten sowie eine Verstärkung der Ressourcen im Sozialbereich (Personal, Betreuungsplätze, Kriseneinrichtungen). Die Hilfsangebote müssen rasch und ohne lange Wartezeiten verfügbar sein und langfristig sichergestellt werden.

Um entstandene soziale, physische und bildungsbezogene Defizite zu verringern, sollten Sport, Spiel und Spaß in Bildungs- und Betreuungseinrichtungen sowie in Vereinen ermöglicht und forciert und die nötigen Ressourcen dafür zur Verfügung gestellt werden. Die Umsetzung der vielfach angekündigten täglichen Turnstunde ist dafür ebenso wichtig wie ausreichend Freizeit- und Ferienangebote oder Schwimmunterricht für alle Kinder. Um schulische Defizite rasch ausgleichen zu können, sind erweiterte, kostenlose Förderangebote nötig.

Materielle Absicherung für Familien ist ebenso zentral wie die Forcierung familienfreundlicher Arbeitsbedingungen und bewusstseinsbildender Maßnahmen. Die Corona-Krise hat Unsichtbares sichtbar gemacht: Der Wert von Care-Arbeit und unbezahlter Hausarbeit sowie die Bedeutung von Kinderbetreuung und Bildung wurden ganz besonders deutlich. Das Bewusstsein dafür sollte nun kontinuierlich aufrechterhalten werden. Kinder, Jugendliche und Familien haben einen zentralen Beitrag geleistet, um das Funktionieren der Gesellschaft während der Pandemie trotz schwieriger Rahmenbedingungen aufrechtzuerhalten. Sichtbarkeit, Wertschätzung und Anerkennung dieser Leistungen zu erfahren kann Gefühle von Stärke, Zusammenhalt und Resilienz erzeugen und damit zur sozialen Stabilität der Gesellschaft beitragen.

Im Frühsommer 2022 fragten wir die Eltern der Studie „Corona und Familienleben", was sie ihren Kindern für die Zukunft wünschen würden. Physische und psychische Gesundheit nahm hier einen prominenten Platz ein. Ein zweiter zentraler Bereich war der Wunsch, dass die Kinder wieder Unbeschwertheit und „volle Normalität" (Fall 08T, W12, T14) erleben, verbunden mit einem „Leben ohne Einschränkungen" (Fall 03T, W12, T12) und „dass sie sich nicht mehr so ohnmächtig fühlen müssen" (Fall 14T, W12, T14). Ein weiterer zentraler Wunsch war, dass die Kinder „eine Pandemie in solchem Ausmaß nicht noch einmal erleben" müssen (Fall 18T, W12, T14). In einem Tagebuch wurden die Wünsche folgendermaßen zusammengefasst: „Dass endlich wieder so etwas wie Normalität einkehrt. Keine Angst mehr haben zu müssen, weder vor Corona noch vor dem Krieg. Sie endlich wieder nur Kinder sein dürfen, unbeschwert und Spaß am Leben haben können." (Fall 015T, W12, T13). Es ist allen Kindern zu wünschen, dass diese Sehsüchte in Erfüllung gehen.

Literaturverzeichnis

Beham-Rabanser, M., Scaria-Braunstein, K., Haring-Mosbacher, S. A., Forstner, M., & Bacher, J. (2022). Arbeit und Familie im Covid-19-Alltag. In W. Aschauer, C. Glatz, & D. Prandner (Eds.), Die österreichische Gesellschaft während der Corona-Pandemie. Ergebnisse aus sozialwissenschaftlichen Umfragen Wiesbaden: Springer. 31-68.

Berghammer, C. (2022). Childcare and housework during the first lockdown in Austria: Traditional division or new roles? Journal of Family Research, 34(1), 99–133.

Berngruber, A., Gaupp, N., & Pothmann, J. (2022). Jungsein in der Pandemie. DJI Impulse, 2/2022, 7-13.

Cowie, H., & Myers, C.-A. (2021). The impact of the COVID-19 pandemic on the mental health and well-being of children and young people. Children & Society, 35(1), 62-74.

Dale, R., Jesser, A., Pieh, C., O'Rourke, T., Probst, T., & Humer, E. (2022). Mental health burden of high school students, and suggestions for psychosocial support, 1.5 years into the COVID-19 pandemic in Austria. European Child & Adolescent Psychiatry.

Engzell, P., Frey, A., & Verhagen, M. D. (2021). Learning loss due to school closures during the COVID-19 pandemic. Proceedings of the National Academy of Sciences, 118(17), e2022376118.

Geissler, S., Reim, J., Sawatzki, B., & Walper, S. (2022). Elternsein in der Corona-Pandemie: Ein Fokus auf das Erleben in der Elternrolle. Diskurs Kindheits- und Jugendforschung, 1-2022, 11-26.

Giordano, F., Daniilidou, A., Cipolla, A., Landoni, M., & Platsidou, M. (2022). Parents' perceived stress and children's adjustment during the COVID-19 lockdown in Italy: The mediating role of family resilience. Family Relations, Early view.

Horton, A. L., Russell, B. S., Tambling, R. R., Britner, P. A., Hutchison, M., & Tomkunas, A. J. (2022). Predictors of children's emotion regulation outcomes during Covid-19: Role of conflict within the family. Family Relations, 71(4), 1339-1353.

Huber, S. G. (2020). Schulbarometer für Deutschland, Österreich und die Schweiz. Zug: Pädagogische Hochschule.

Institut für Jugendkulturforschung. (2022). Jugendwertestudie 2021. Wien: jugendkultur.at.

Kirby, P., Villani, M., & Webb, R. (2022). Children's Covid-19 writing and drawings and the existential imperative to educate for uncertainty. Children & Society, Early view.

Langmeyer, A., Guglhör-Rudan, A., Naab, T., Urlen, M., & Winklhofer, U. (2020).

Kindsein in Zeiten von Corona. Erste Ergebnisse zum veränderten Alltag und zum Wohlbefinden von Kindern. München: Deutsches Jugendinstitut.

Langmeyer, A. N., Guglhör-Rudan, A., Winklhofer, U., Chabursky, S., Naab, T., & Pötter, U. (2022). Resources of families adapting the COVID-19 pandemic in Germany: A mixed-method study of coping strategies and family and child outcomes. Journal of Family Research.

Pelikan, E., Hager, K., Holzer, J., Korlat, S., Spiel, C., Schober, B., & Lüftenegger, M. (2021). Emergency Distance Learning in Austria during COVID-19: Selected Findings and Implications. Digital Psychology, 2(2), 19-22.

Pessl, G., & Steiner, M. (2021). Covid-19 und Distance-Schooling: Folgt aus der Gesundheits- nun auch eine Bildungskrise? In: G. Sandner & B. Ginner (Eds.), Emanzipatorische Bildung. Wege aus der sozialen Ungleichheit Wien, Berlin: Mandelbaum 180-196.

Pieh, C., Plener, P. L., Probst, T., Dale, R., & Humer, E. (2021). Mental Health in Adolescents during COVID-19-Related Social Distancing and Home-Schooling. SSRN(March 2021).

Racine, N., McArthur, B. A., Cooke, J. E., Eirich, R., Zhu, J., & Madigan, S. (2021). Global Prevalence of Depressive and Anxiety Symptoms in Children and Adolescents During COVID-19: A Meta-analysis. JAMA Pediatrics, 175(11), 1142-1150.

Witte, J., Zeitler, A., Batram, M., Diekmannshemke, J., & Hasemann, L. (2022). Kinder- und Jugendreport 2022. Kinder- und Jugendgesundheit in Zeiten der Pandemie: DAK Gesundheit.

Zartler, U., Dafert, V., & Dirnberger, P. (2022). What will the coronavirus do to our kids? Parents in Austria dealing with the effects of the COVID-19 pandemic on their children. Journal of Family Research, 34(1).

Zartler, U., Dafert, V., Harter, S., & Dirnberger, P. (2021a). Frauen in Wien und COVID-19. Wien: Institut für Soziologie und Frauenservice Wien.

Zartler, U., Dirnberger, P., Dafert, V., Harter, S., & Schimek, D. (2021b). Corona: Arbeit und Care. Wien: Institut für Soziologie und Arbeiterkammer Wien.

„Die Welt dreht sich halt weiter"

Kinderarmut, soziale Ungleichheit und Gesundheit

Von Martin Schenk

Mag. Martin Schenk ist Sozialexperte der Diakonie, Mitbegründer der Armutskonferenz und Psychologe.

Es sei wie ein „Hamsterrad im Kopf", sagt Maria aus Wien, die mit ihren drei Kindern über zwei Jahre am sozialen Limit leben musste. Den ganzen Tag quälen die Sorgen und das Getöse im Kopf: Miete, Heizkosten, Lebensmittel. Jetzt nur keinen Schulausflug, der was kostet! Und nichts, was kaputt wird! Und ja nicht krank werden! Und bitte nicht noch ein Problem im Betrieb! „Ich lebte von einem Tag auf den andern", erzählt Maria. „Ich war ziemlich allein mit all den Gedanken, Sorgen und Befürchtungen." Armut setzt sich stets ins Verhältnis, egal wo. Sie zeigt sich in reichen Ländern anders als in Kalkutta. Menschen, die in Österreich von 700 Euro im Monat leben müssen, hilft es wenig, dass sie mit diesem Geld in Kalkutta gut auskommen könnten. Die Miete ist hier zu zahlen, die Heizkosten hier zu begleichen und die Kinder gehen hier zur Schule.
353.000 Kinder und Jugendliche müssen in Österreich in Haushalten unter der Einkommensarmutsgrenze und in Ausgrenzungsgefahr leben. Von in Ein-Eltern-Haushalten lebenden Kindern sind sogar fast die Hälfte (47%) armuts- oder ausgrenzungsgefährdet, Familien mit mindestens drei Kindern zu 30% (Statistik Austria 2022). Neben einem geringen Einkommen des Haushalts, in dem die Kinder leben, treten schwierigste Lebensbedingungen auf, wie: die Wohnung nicht

warmhalten können, keine unerwarteten Ausgaben wie kaputte Waschmaschine oder Boiler tätigen können, mehr Einsamkeit, gesundheitliche Probleme oder feuchte schimmlige Wände. 213.000 Kinder leben in überbelegten und zu engen Wohnungen. 206.000 Kinder müssen in feuchten und schimmligen Quartieren wohnen. Ihre Eltern sind erwerbslos, alleinerziehend, psychisch beziehungsweise physisch beeinträchtigt oder haben Jobs, von denen sie nicht leben können. Nur die Hälfte der Kinder in Niedrigeinkommenshaushalten kann ein Mal pro Jahr auf Urlaub fahren. Die Gefahr des sozialen Ausschlusses zeigt sich auch in den geringeren Möglichkeiten, Freunde einzuladen, Feste zu feiern und an kostenpflichtigen Schulaktivitäten teilzunehmen. Diese sozialen Teilhabemöglichkeiten sind erst ab einem mittleren Einkommen für fast alle Kinder leistbar.

Wir alle wünschen uns ausreichende Handlungsspielräume – damit wir aus unterschiedlichen Möglichkeiten selbstbestimmt wählen können. Nur wenn wir diese Spielräume haben, können wir uns die Freiheit nehmen, zu verzichten. Armut ist keine Frage des Verzichts. Armut ist Hungern, nicht Fasten. Armut bewirkt eine Einengung bis hin zur dramatischen Situation, wo es kaum mehr Handlungsraum gibt, wo man aussichtslos in der Not gefangen ist. Maria weiß, wie sich das anfühlt: „Ich hab' mich voll geniert, wir haben uns total zurückgezogen." Armut macht einsam. Maria und ihre Kinder verschwanden in dieser „beengten Welt", sie rangen um den Gestaltungsraum, den sie zum Überleben brauchen. Jetzt geht es ihr und ihren drei Kindern wieder besser, rückblickend sagt sie: „Am schlimmsten ist, dass einem die Kraft ausgeht. Hilfreich waren damals alle jene, die uns stärkten."

Der Begriff „Armut" ist für Kinder schwer fassbar, sie verwenden meist die Wendungen „arm dran" und „arm drauf" (Kromer & Horvat 2014). „Arm dran" meint Armut auf der materiellen Ebene, auf der Ebene des Habens und Besitzens. „Arm drauf" meint Armut auf der Ebene des Seins und des Gefühls. Kinder unterscheiden also zwischen der Lebenslage des Mangels und einem negativen Lebensgefühl. Und:

Lebenslage und Lebensgefühl hängen für Kinder zusammen. Beides wird zu einer Einheit zusammengefügt, wie beispielsweise in der Kinderaussage „Armut ist kein Geld und keine Familie" zum Ausdruck kommt. Entsprechend heißt Armut für Kinder: „Mutterseelenallein sein", „Ausgeliefert sein", „Anders sein" und „Verletzbar sein". Fragt man Kinder, ob sie arme Kinder kennen, so zeigen ihre Antworten: Arm sind die anderen. Kinder sehen Armut weit weg von sich selbst. Kinder wollen nicht arm sein.

„Die Welt dreht sich halt weiter und ich komme irgendwie nicht nach." Das sagt ein junges Mädchen, das in einer Familie mit wenig Geld lebt. Eine Studie der Armutskonferenz (2021) hat ihre Stimme und die Stimmen vieler anderer hörbar gemacht. Armutsbetroffene und Armutsgefährdete, Leiharbeiter:innen und Ich-AGs, prekäre Künstler:innen, Leute mit Sozialhilfe und Notstandshilfe, Alleinerziehende und sozial benachteiligte Jugendliche sprachen über ihr Leben in der Corona-Krise. Bei prekär Beschäftigten und „working poor" offenbarte sich ein Muster besonders deutlich: die finanziellen Probleme wirken auf andere in der Familie weiter und bringen diese in einer Kettenreaktion ebenfalls in existenzielle Schwierigkeiten. „Ich habe den Haushalt angeschaut und gedacht: schaffe ich nicht. Ich habe alles angeschaut. Ich sollte das machen, schaff ich nicht. Ich sollte dies machen, schaff ich auch nicht. Und dann noch Schlafstörungen dazu", erzählt eine Mutter mit prekären Jobs. „Der Fünfzehnjährige wollte sein Sparschwein opfern, wie er gehört hat, es geht schlecht." Die Jugendlichen hatten unter den finanziellen Problemen ihrer Eltern psychisch mitzuleiden und kämpften mit Gefühlen der Ohnmacht. Diese Erhebung „von unten" zeigt uns, wie wichtig ein existenzsicherndes und gutes Arbeitslosengeld ist, wie massiv sich beengtes Wohnen auf Bildung und Gesundheit der Kinder auswirkt, welch zerstörerische Folgen eine schlechte Sozialhilfe zeitigt, wie stark Depressionen und Einsamkeit mit Existenzangst verbunden sind.

Die Risiken beginnen mit der Geburt: Die Kinder werden schon kleiner geboren. Wiegt ein Neugeborenes weniger als zweieinhalb Kilo-
gramm, dann gilt dieses Gewicht laut Weltgesundheitsorganisation als
zu niedrig. Das Geburtsgewicht hängt auch mit dem sozioökonomischen Status der Eltern zusammen (Six 2019). Das hat etwas zu tun,
mit welchem Druck und Stress die Mütter in der Schwangerschaft
befasst sind. Man denkt immer gleich an Drogen und Rauchen, nein,
Distress in der Schwangerschaft ist dafür einer der Hauptgründe. Sozialer und emotionaler Stress ist einer der wichtigsten Faktoren bei der
Erklärung von niedrigem Geburtsgewicht. Schlechter und chronischer
Stress schädigt besonders das Herz-Kreislauf-System, die Immunab-
wehr und die psychische Stabilität. In der Debatte und den Erklärungen gesundheitlicher Ungleichheit werden die psychosozialen und so-
zialstrukturellen Faktoren oft vernachlässigt.
Die sozialen und gesundheitlichen Ungleichheiten, die in der Kindheit
auftreten, haben eine hohe Prognosewirkung für die Morbidität im Erwachsenenalter. Diese Kinder tragen die soziale Benachteiligung als
gesundheitliche Benachteiligung ein Leben lang mit. Sie sind auch als
Erwachsene deutlich kränker als der Rest der Bevölkerung. Arme Kinder von heute sind die chronisch Kranken von morgen. So werden
Kinder in die Schule geschickt, auch wenn sie krank sind. Alleinerzie-
herinnen fürchten Arbeitsplatzverlust bei häufigem Fehlen beziehungsweise wiederholten Bitten um Pflegeurlaub. „Obwohl rezeptgebühren-
befreite Arbeiter deutlich höhere Arztbesuchshäufigkeiten aufwiesen als
ihre rezeptpflichtigen Kolleg:innen, sind sowohl die durchschnittliche
Krankenstandsdauer als auch die Anzahl der Krankenstände fast iden-
tisch. Die Angst vor dem Verlust des Arbeitsplatzes scheint also höher
zu sein als die Angst um die Gesundheit" (Habl 2009).
Familien aus dem unteren Einkommenssegment gehen erst bei extremer Not zum Arzt. Dieser soll die Krankheit möglichst rasch beseiti-
gen, damit der Körper wieder funktioniert. Der Körper wird zur Ar-
beitsmaschine zur Bewältigung des stressbelasteten und prekären

Alltags. Personen in Haushalten mit niedrigem Einkommen verzichten häufiger als Personen in Haushalten mit mittlerem und hohem Einkommen auf eine zahn- oder sonstige medizinische Behandlung, obwohl sie diese unbedingt benötigen. 12% der Erwachsenen mit niedrigem Einkommen, die eine zahnärztliche Leistung benötigt hätten, haben sie nicht beansprucht. Zu mehr als drei Viertel werden dafür finanzielle Gründe ins Treffen geführt (Lamei et al. 2019). Die gleiche Schmerzintensität – bei gleichen betroffenen Körperteilen – wurde von Personen mit einem niedrigeren sozioökonomischen Status als zwei- bis dreimal beeinträchtigender empfunden als von Personen mit dem höchsten (Dorner et al. 2011). Diese Erkenntnisse sind im Verständnis von Kindern, die in Armut leben, mehr als relevant.

Betrachtet man nicht nur die Armut, also die Kinder im untersten Segment, sondern die gesamte Gesellschaft, dann zeigt sich bei steigender sozialer Ungleichheit eine Verschlechterung der gesundheitlichen Lebensbedingungen. Die Lebenserwartung sinkt, Kindersterblichkeit steigt, Teenager Birth Rate nimmt zu und die Aufstiegschancen für Kinder sinken. (Wilkinson & Pickett 2009) Ihre Chance, aus der Armut herauszukommen, steht in enger Wechselbeziehung zu gesellschaftlicher Ungleichheit insgesamt. Je sozial gespaltener eine Gesellschaft ist, desto mehr Dauerarmut existiert. Je mehr Dauerarmut existiert, desto stärker beeinträchtigt sind die Zukunftschancen sozial benachteiligter Kinder. Je früher, je schutzloser und je länger Kinder der Armutssituation ausgesetzt sind, desto stärker die Auswirkungen. Maria hat drei Kinder, eines ist krank und braucht eine spezielle Therapie. Das geht sich dann nicht aus, sagt sie. Kleinigkeiten? Nein, das sind die wichtigen Faktoren für die Entwicklung von Kindern: Gesundheit, Anerkennung, Förderung – keine Beschämung und keine Existenzangst. Die Streichungen bei der Wohnbeihilfe in England führte zu einem zehnprozentigen Anstieg von psychischen Problemen bei Personen aus Niedrigeinkommenshaushalten, wie Studien der Universität Oxford (Reeves et al. 2016) zeigen.

Auffallend stark treten die psychosozialen Auswirkungen hervor. Armut kränkt die Seele. Menschen mit geringem sozioökonomischem Status weisen signifikant mehr Krankenhausaufenthalte aufgrund affektiver Störungen wie Depression auf. Bei arbeitslosen Personen beträgt die Wahrscheinlichkeit noch ein Vielfaches. Ähnliche Unterschiede lassen sich auch für Belastungsstörungen beobachten (Stadt Wien 2020). Die Ergebnisse zum Einfluss von Armut und sozialem Status auf die Gesundheit in Österreich entsprechen den Forschungsergebnissen, die international vorliegen. Das Bild ist überall das gleiche: Mit sinkendem sozialen Status steigen die Krankheiten an, die untersten sozialen Schichten weisen die schwersten Krankheiten auf und sind gleichzeitig mit der geringsten Lebenserwartung ausgestattet. Es lässt sich eine soziale Stufenleiter nachweisen, ein sozialer Gradient, der mit jeder vorrückenden Einkommensstufe die Gesundheit und das Sterbedatum anhebt.

Die Wohnkosten steigen seit Jahren massiv an, besonders in den größeren Städten. Je geringer die Haushaltseinkommen, desto höher der Anteil von Wohnen, Energie und Lebensmittel am Haushaltsbudget. Genau diese drei Posten sind von der Inflation aber am stärksten betroffen. „Wir sitzen alle im selben Boot", heißt es mit Corona und jetzt auch in der Teuerung. Wir sitzen alle im selben Sturm, würde ich sagen, aber die Boote sind sehr unterschiedlich: da gibt es robuste Schiffe, kleine Nussschalen, starke Yachten, schmale Ruderboote. Die Mindestsicherung wurde abgeschafft, die schlechte Sozialhilfe in Österreich eingeführt. Frauen, Männer und Kinder haben zu wenig zum Wohnen, zu wenig zum Leben. Um ihre Miete zu zahlen, müssen die Betroffenen das für den Lebensunterhalt Notwendigste aufbrauchen. Hungern für die Miete. Die Teuerung zeigt uns jetzt, wie wichtig eine gute Mindestsicherung wäre, statt einer schlechten Sozialhilfe, die Menschen in Existenznöten und Notsituationen nicht trägt.

Wie wichtig eine gute Mindestsicherung für die Gesundheit wäre, zeigen die Daten der Statistik Austria (2020) über Lebensbedingungen von Frauen, Männern und Kindern im untersten sozialen Netz. Es zeigen sich sehr hohe Raten bei gesundheitlichen Einschränkungen, chronischer Krankheit und Behinderung. Starke negative Effekte werden bei der Wohnsituation sichtbar. Massive negative Auswirkungen hat der Alltag am Limit auf Gesundheit, Chancen und Teilhabe der Kinder. Und viele Familien mit Kindern sind arm trotz Arbeit. Alle Daten stammen von knapp vor den Kürzungen und Einschnitten in der neuen „Sozialhilfe". Vieles davon ist jetzt im Lockdown zentral geworden wie beengtes Wohnen im Homeoffice, Homeschooling oder Belastungen für Kinder. Eine große Gruppe ist gesundheitlich angeschlagen und verletzlich. 23% der Mindestsicherungsbezieher:innen weisen einen sehr schlechten Gesundheitszustand auf, 22% sind stark beeinträchtigt durch eine Behinderung, 55% chronisch krank (Statistik Austria 2020). Desolates Wohnen wirkt sich besonders hemmend auf Bildungschancen und die Gesundheit der Kinder aus: 20% der Kinder müssen in feuchten Wohnungen leben, 56% ihrer Wohnungen sind überbelegt, in 25% gibt es Lärmbelästigung. Diese Zahlen sagen einiges: Sie machen die schwierige Lage für die ärmsten 10% der Bevölkerung deutlich. Und sie leuchten die Richtung aus, in die notwendige Maßnahmen zur Verbesserung gehen müssen.

Denn die Verschärfung sozialer Unterschiede hat konkrete lebensweltliche Auswirkungen. Kein Geld zu haben, macht ja nicht krank. Sondern die Alltagssituationen, die mit dem sozialen Status und mit allen damit einhergehenden Prozessen verbunden sind. Die Bedrohung des eigenen Ansehens, Demütigung, Stigmatisierung, die Verweigerung von Anerkennung, soziale Disqualifikation. Für Kinder und ihr gesundes Aufwachsen bedeutet das: Lerne ich den Geschmack vom zukünftigen Leben als Konkurrenz, Misstrauen, Verlassensein, Gewalt? Oder habe ich die Erfahrung qualitätsvoller Beziehungen, Vertrauen und Empathie gemacht? Werde ich schlecht gemacht und beschämt oder geschätzt und erfahre Anerkennung? Ist mein Leben von großer Unsicherheit, Angst und Stress geprägt, oder von Vertrauen und Planbarkeit? Je ungleicher Gesellschaften sind, desto defizitärer sind die psychosozialen Ressourcen. Es gibt weniger Inklusion, das heißt häufiger das Gefühl ausgeschlossen zu sein. Es gibt weniger Partizipation, also häufiger das Gefühl, nicht eingreifen zu können. Es gibt weniger Reziprozität, also häufiger das Gefühl, sich nicht auf Gegenseitigkeit verlassen zu können. Es sind nicht nur die Belastungen ungleich verteilt, sondern auch die Ressourcen, sie zu bewältigen.

Die Gründe für das hohe Erkrankungsrisiko Ärmerer sind also vielschichtig. Leben am Limit macht Stress. Leben am Limit schwächt die Abwehrkräfte und das Immunsystem. Leben am Limit macht verletzlich. Finanzielle Not, Arbeitslosigkeit oder schlechte Wohnverhältnisse machen krank. Man kann einen Menschen mit einer feuchten Wohnung genauso töten wie mit einer Axt. Arzt und Gesundheitswissenschafter Michael Marmot: „Wir untersuchten alle Risikofaktoren, die mit dem Lebensstil zu tun haben: das Rauchen, den Cholesterinspiegel, der mit einer fettigen Ernährung zusammenhängt, die sitzende Lebensweise mit wenig Bewegung. Sie alle zusammengenommen erklären zwischen einem Viertel und einem Drittel des Unterschieds in der Lebenserwartung. Nicht mehr."

Für die Verbesserung der Kindergesundheit
Wenn wir davon ausgehen, dass nicht nur Krankheit in die Armut führen kann, sondern auch Armut in die Krankheit – wofür es eine lange Reihe empirischer Evidenz gibt –, dann muss es sich für die Gesundheitsförderung lohnen, die sozialen Felder in den Blick zu bekommen, in denen prekäre Lebenslagen und Prozesse sozialer Disqualifikation zu finden sind. Wer die Situation von Mindestsicherungsbeziehern weiter verschlechtert, Arbeitslose statt Arbeitslosigkeit bekämpft, die Chancen im Bildungssystem blockiert oder prekäre Niedriglohnjobs fördert, der verschlechtert die Gesundheitssituation im Land. Die Unterschiede in den gesundheitlichen Belastungen (schimmlige Wohnung, belastende Arbeit, Prekarität, Luft-und

Lärmbelastung, Stress) wie auch die Unterschiede in den Bewältigungsressourcen (Handlungsspielräume, Anerkennung, soziale Netzwerke, Bildung) wiegen schwerer als die Unterschiede in der gesundheitlichen Versorgung (Krankenversicherung, Selbstbehalte, Wartezeiten, Fachärzte) – und sind mit den Unterschieden im Gesundheits- beziehungsweise Krankheitsverhalten (Ernährung, Bewegung) tief verwoben. Gesundheitsförderung ohne soziales Feld ist genauso blind wie sozialer Ausgleich ohne den Blick auf das Handeln von Personen. Gesundheitsförderndes Verhalten ist am besten in gesundheitsfördernden Verhältnissen erreichbar. Wenn aber Vorschläge zur Gesundheitsförderung kommen, dann meist einzig beim Lebensstil. Da sollte man eine Regel einführen: Für jeden Vorschlag, den jemand beim Verhalten macht, muss er einen zur Reduzierung schlechter Wohnungen und krankmachender Arbeit machen, einen zum Abbau von Barrieren im Gesundheitssystem und einen zur Stärkung der persönlichen Ressourcen.

Wer die Gesundheit von Kindern verbessern will, sorgt sich um schimmelfreie Wohnungen, gute Schulen, Erholungsmöglichkeiten und eine Auflösung der belastenden Existenzangst. Die Gesundheitsdienste müssen den Zugang, die Inanspruchnahme und die Qualität unabhängig von Einkommen und Herkunft gewährleisten. Die Kinder und Eltern müssen in ihren Selbsthilfepotenzialen und Ressourcen gestärkt werden. Sozialer Polarisierung können wir entgegentreten. Die Daten sprechen für sich: Sozialer Ausgleich ist eine gute Medizin.

Für die Bekämpfung von Kinderarmut
Kinder, die in Armutsverhältnissen leben, haben arme Eltern. Jede Strategie gegen Kinderarmut muss deshalb auch eine Strategie für ein existenzsicherndes Einkommen der Eltern sein. Kinder, die in Armutsverhältnissen aufwachsen, sind geschwächt. Jede Strategie gegen Kinderarmut muss deshalb auch Kinder stärken und in ihre Ressourcen investieren. Kinder, die in Armutsverhältnissen aufwachsen, ha-

ben ein hohes Risiko, als Erwachsener wieder arm zu werden. Jede Strategie gegen Kinderarmut muss deshalb diesen Kreislauf durchbrechen; beispielsweise Bildungs- wie Lebensbedingungen zur Verfügung stellen, die integrieren, nicht selektieren. Damit es für sozial benachteiligte Kinder Zukunft gibt – trotz Herkunft.

Literaturverzeichnis

Die Armutskonferenz (2021): Armutsbetroffene und die Corona-Krise 2.0. Eine zweite Erhebung zur sozialen Lage aus der Sicht von Betroffenen.

Dorner, Thomas R. et. al. (2011): The impact of socio-economic status on pain and the perception of disability due to pain. In: EUROPEAN JOURNAL OF PAIN, Nr. 15, S. 103 ff.

Habl, Claudia (2009): Gesundheit und soziale Ungleichheit. In: Dimmel, Nikolaus; Heitzmann, Karin; Schenk, Martin (Hg): Handbuch Armut in Österreich. S. 172-183.

Kromer, Ingrid; Horvat, Gudrun (2014): Wie erfahren Kinder in Österreich Armut? In: Dimmel, Nikolaus; Schenk, Martin; Stelzer-Orthofer, Christine (Hg): Handbuch Armut in Österreich, S. 425-434.

Lamei, Nadja; Psihoda, Sophie; Skina-Tabue, Magdalena (2019): Gesundheit und Einkommen. Analyse von Daten des EU-SILC-Moduls 2017 zu Gesundheit und Kindergesundheit, Statistische Nachrichten 3/2019, S. 185-197.

Marmot, Michael (2015): The Health Gap. Improving Health in an unequal World.

Reeves, Aaron; Clair, Amy; McKee, Martin; Stuckler, David (2016): Reductions in the United Kingdom's Government Housing Benefit and Symptoms of Depression in Low-Income Households. In: American Journal for Epidemiology, Volume 184, Issue 6, Pp. 421-429.

Schenk, Martin (2021): Gesichtsverlust. Barrieren in der Gesundheitsversorgung für Armutsbetroffene. In: Beigewum (Hg): Gesundheitspolitik zwischen Ungleichheit und Solidarität, Kurswechsel, Heft 1/2021, S. 20-30.

Six, Eva (2019): Soziale Mobilität und Gesundheit bei der Geburt, Forschungsinstitut INEQ, Wirtschaftsuniversität Wien.

Stadt Wien (2020): Sozialer Status und chronische Erkrankungen in Wien, Gesundheitsberichterstattung MA24.

Statistik Austria (2022): Einkommen, Armut und Lebensbedingungen, EU SILC 2021.

Statistik Austria (2020): Sonderauswertung zu Lebensbedingungen von Mindestsicherungsbeziehenden und ihren Haushalten, Tabellenband.

Wilkinson, Richard; Pickett, Kate (2009): The Spirit Level. Why More Equal Societies Almost Always Do Better.

„Mir geht's nicht gut ... ist da jemand?"

Kinder, Jugendliche und Psyche

Von Caroline Culen

Mag.ᵃ Dr.ⁱⁿ Caroline Culen ist Psychologin und hat ein Doktorat in Public Health. Sie ist Geschäftsführerin der Österreichischen Liga für Kinder- und Jugendgesundheit.

Kinder und Jugendliche brauchen für gesundes Aufwachsen verlässliche Beziehungen, ein sicheres und funktionierendes soziales Umfeld, gesunde Ernährung, ausreichend Bewegung, adäquate Gesundheitsversorgung sowie die Möglichkeiten zur Autonomieentwicklung, von Teilhabe und Zukunftsperspektiven. Kinder und Jugendliche wünschen sich eine heile Umwelt, Frieden, Diversität und gleiche Chancen für alle, die Möglichkeit, sich autonom zu entwickeln und Erwachsene, die zuhören und sich für Kinder und Jugendliche einsetzen (Denk dir die Welt, Unicef-Kreativwettbewerb 2021).
Das Risiko, krank zu werden und krank zu bleiben, wird durch Armut, Armutsgefährdung, schlechte Wohnverhältnisse, Migrationshintergrund und verminderte soziale Teilhabechancen um ein Vielfaches erhöht. Aufgrund der Korrelation von Einkommen und Bildung ist ein ähnlicher Zusammenhang zwischen niedriger beziehungsweise hoher Bildung und schlechtem beziehungsweise gutem Gesundheitszustand zu finden. Kinder aus Familien mit mittlerem Bildungsniveau haben ein um 20 bis 30% erhöhtes Risiko an einer Angststörung oder einer Depression zu leiden, wie Kinder aus Elternhaus mit hoher formaler Bildung. Personen aus einkommensschwachen Haushalten sind

bereits ab dem Kindesalter bei der Inanspruchnahme von mit Kosten verbundenen Gesundheitsleistungen benachteiligt (Lamei et al. 2015, Wickham et al. 2016,). Soziale Ungleichheit wirkt sich auch auf das Wohlbefinden und die Psyche aus und trägt somit zu psychischen Erkrankungen bei. In Familien mit geringen sozioökonomischen Ressourcen zeigen Kinder 2,5 Mal öfter psychische Auffälligkeiten wie in Familien mit ausreichend sozioökonomischen Ressourcen. (Hölling et al. 2012; Otto et al. 2021)

Psychische Gesundheit von Kindern und Jugendlichen
Die Weltgesundheitsorganisation definiert psychosoziale Gesundheit als: „Zustand des Wohlbefindens, in dem ein Mensch seine Fähigkeiten ausschöpfen, die normalen Lebensbelastungen bewältigen sowie produktiv arbeiten kann und im Stande ist, etwas zu seiner Gemeinschaft beizutragen."

Psychische Erkrankungen zählen zu den größten Public-Health-Herausforderungen in den WHO-Regionen und belasten fast ein Viertel der Gesamtbevölkerung. Das Jugendalter ist eine speziell vulnerable Phase im Leben, verbunden mit vielen körperlichen, entwicklungspsychologischen und sozialen Veränderungen und Herausforderungen. Daher ist es nicht erstaunlich, dass rund 50% aller psychischen Erkrankungen sich bis zum 14. Lebensjahr erstmalig zeigen. Bis zum 25. Lebensjahr, also dem jungen Erwachsenenalter, treten dann bis zu 75% aller psychischen Erkrankungen auf (Jones 2013).
Psychische Erkrankungen bei Kleinkindern werden abseits der Entwicklungsverzögerungen, körperlichen Behinderungen oder Autismusspektrumsstörungen seltener diagnostiziert. Junge Kinder reagieren vermehrt mit psychosomatischen Beschwerden auf Belastungen. Bauchweh, Kopfweh, Bettnässen, aber auch vermehrtes Weinen, unruhiger Schlaf und Klammern an Bezugspersonen sind hier die häufig beobachteten Phänomene.

Schon lange gibt es international gesichertes Wissen über die Häufigkeit von kinder- und jugendpsychiatrischen Erkrankungen. Die Literatur spricht von 15-20% an psychischen Erkrankungen im Lebensalter null bis 20 Jahre. 8 bis 14% der Kinder und Jugendlichen zeigen eine deutliche behandlungsbedürftige Symptomatik, wo möglichst rasch mit Diagnostik und Therapie begonnen werden sollte.

Auf Österreich umgelegt lassen diese Ergebnisse aus internationalen Studien Schätzungen zu, dass von den ca. 1,73 Millionen junge Menschen unter 19 Jahren (Statista 2021) rund 250.000 psychisch belastet sind und sowohl Diagnostik als auch Behandlung bräuchten.

Zahlen zu psychischer Belastung

Im Schuljahr 2017/18 fand die zehnte Erhebung der Health Behaviour in School-aged Children Studie (HBSC-Gesundheitsverhalten von Schülerinnen und Schülern), die sogenannte HBSC-Studie, statt. Untersuchte Themen umfassten klassische Gesundheitsthemen wie Ernährung, Bewegung, Tabak- und Alkoholkonsum, aber auch Einschätzung zum Körperselbstbild und Fragen zu Freizeitaktivitäten sowie Gewalterfahrungen als auch Symptome psychischer Belastung. An Symptomen wurden abgefragt: Einschlafschwierigkeiten, schlechte Laune/Gereiztheit, allgemein schlechter Gefühlszustand sowie Nervosität.

Insgesamt gaben etwa 30% der österreichischen Schüler:innen an, in den vergangenen sechs Monaten mindestens eine der abgefragten Beschwerden häufig, das heißt mehrmals pro Woche oder täglich, gehabt zu haben. Zusätzlich zu psychischen Auffälligkeiten wurde beispielsweise von den 15-jährigen Befragten auch von hohem Leistungsdruck berichtet. In der letzten HBSC-Studie zeigte sich, dass Selbstverletzung bei Mädchen zugenommen hatte – diese Entwicklungen lassen sich auch international beobachten. Soziale Medien und der Vergleich mit nicht erreichbaren Vorbildern (role-models) führen zu Körperschemastörungen, weitere Belastungen sind Druck in der Schule, Leistungsdruck und Versagensängste (HBSC 2018). Diese Ergebnisse waren schon im Jahr 2018 alarmierend.

Zahlen zur Prävalenz von psychischen Auffälligkeiten bei Kindern und Jugendlichen wurden für Österreich durch die Mental Health in Austrian Teenagers-Studie (MHAT-Studie) der Medizinischen Universität Wien aus dem Jahr 2017 überprüft. In der breit angelegten Datenerhebung gaben rund 24% der Kinder und Jugendlichen an, im Laufe ihres jungen Lebens an Symptomen zumindest einer psychischen Erkrankung zu leiden. Dazu zählten depressive Symptomatik, Ängste, Zwänge, gestörtes Essverhalten, aber auch suizidale Gedanken sowie nicht-suizidales selbstverletzendes Verhalten. Ein großer Teil der Betroffenen gab damals an, ohne eine Diagnose und/oder ohne Behandlung zu sein (Wagner u. a. 2017).

Studienlage Corona und Psyche
Die Jahre der Coronakrise 2020, 2021 und auch 2022 hatten Folgen für die Psyche und Lebensqualität aller. Kinder und Jugendliche waren je nach Lebenssituation und Alter von elementaren Entwicklungsschritten wie der Abnabelung vom Elternhaus, der Ausweitung des persönlichen Bewegungsradius, der Identitätsfindung innerhalb einer selbstgewählten sozialen Peergruppe, dem Erkunden von romantischer Liebe und Sexualität sowie Erleben von Kompetenzerwerb und Selbstwirksamkeit abgeschnitten. Stattdessen machten sich vielfach Einsamkeit, Hoffnungslosigkeit und Ängste breit.

Zahlreiche nationale und internationale Studien untersuchten die Auswirkungen der Covid-19-Pandemie auf die psychische Gesundheit von Kindern und Jugendlichen. Wie die Ergebnisse übereinstimmend belegen, leiden Kinder, Jugendliche und junge Erwachsene nach wie vor besonders heftig unter den Folgen der Pandemie. 55% der im Rahmen einer Studie der Donau-Universität Krems (in Kooperation mit der Medizinischen Universität Wien) befragten Jugendlichen ab 14 Jahren zeigten depressive Symptome. Fast die Hälfte berichtete von Ängsten, 16% hatten entweder täglich oder an mehr als der Hälfte der Tage suizidale Gedanken (Pieh et al. 2021). Zwei Drittel der befragten 6 bis 18-Jährigen einer Studie aus Salzburg gaben an, dass es ihnen seit der Covid-19-Krise schlechter ginge als zuvor (Schabus et al. 2021). Auch die Situation der Lehrlinge, die immerhin ein Drittel der 15-Jährigen österreichweit ausmachen, wurde untersucht und starke Belastungen mit erhöhter depressiver Symptomatik, Angst- und Schlafstörungen, Symptomen einer Essstörung festgestellt (Dale et al. 2021)

Geschlechtsspezifische Unterschiede
Internationale Daten aus vorpandemischen Zeiten, dass Mädchen und Frauen stärker unter psychischen Erkrankungen oder psychischen Krisen leiden, wurden durch die Daten der österreichischen Erhebungen während der Coronakrise bestärkt. In einer Covid-19-Kinderstudie der Tirolkliniken ließen sich geschlechtsspezifische Unterschiede nachweisen. Schon 2020 schienen Mädchen die Belastung stärker zu spüren als Buben (Wenter et al. 2022). Mädchen und junge Frauen gaben auch in den Befragungen der Uni Salzburg und der Donau-Uni Krems stärkere Belastungen an als die, auch stark belasteten, männlichen Teilnehmer:innen. Hier waren die angegebenen Symptome speziell im Bereich depressive Verstimmung, Angst- und Schlafstörungen (Schabus und Eigl 2021, Dale et al. 2021). Auch der Prozentsatz, der sich als non-binary bezeichnet, zeigt höhere Belastungswerte (Dale et al. 2021).

Psychosoziale Versorgung
Parallel zu diesen alarmierenden Zahlen gaben nach Berichten der Schulpsychologie und des Berufsverbandes der Österreichischen Psychologinnen und Psychologen (BÖP) schon in den Jahren vor der Pandemie im Gegenzug viele Jugendliche an, offen gegenüber aufsuchenden und unterstützenden psychosozialen Angeboten wie Psycho-

therapie und Psychologie zu sein. Die Wartelisten bei niedergelassenen Psychotherapeut:innen und Psycholog:innen betragen Wochen und Monate, viele der Angebote sind für ein Großteil der jungen Menschen nicht leistbar.

Kinder- und Jugendpsychiatrie
In der Kinder- und Jugendpsychiatrie gab es im vergangenen Jahrzehnt eine Steigerung der Fachärzt:innen mit Kassenverträgen von null auf knapp unter 30 Ordinationen. Für ganz Österreich wäre aber eine Zahl von 100 Kassenverträgen notwendig um die Vorgaben des Österreichischen Strukturplanes Gesundheit zu erfüllen. Für die Akutbehandlung und die stationäre Behandlung bräuchte es ein Krankenhausbett auf 10.000 Einwohner:innen. Davon ist man in Österreich in den meisten Regionen noch weit entfernt, da etwa zwei Drittel der benötigten stationären Kapazitäten fehlen. Im November 2021 wies die Österreichische Gesellschaft für Kinder- und Jugendpsychiatrie, Psychosomatik und Psychotherapie (ÖGKJP) darauf hin, dass der Prozentsatz an Kindern mit klinischen psychiatrischen Symptomen in Österreich zwischen März 2020 und Sommer 2021 von 6 auf 23% angestiegen war. Nur die Hälfte dieser Kinder und Jugendlichen seien aufgrund psychischer Probleme in professioneller Behandlung (Plener et al. 2021).

Multiprofessionelle ambulante und stationäre Einrichtungen
In Österreich gibt es integrierte, vielfältige Therapieangebote, Ambulatorien, Rehazentren, Kinderschutzzentren, Kriseninterventionseinrichtungen und ähnliche Strukturen, die einen wichtigen Teil der psychosozialen Versorgung abdecken. In Bezug auf die Versorgungslage bleiben sie manchmal „versteckt". Viele dieser multiprofessionellen Einrichtungen sind nicht zur Gänze durch die Krankenkassen finanziert, sondern haben beispielsweise einen gewichtigen Förderanteil durch die gemeinnützigen Träger oder durch das jeweilige Bundes-

land, das teilweise auch den Versorgungsauftrag erteilt. Ambulatorien, die auf die komplexen kinder- und jugendpsychiatrischen Herausforderungen ausgerichtet sind, gibt es jedenfalls zu wenige in Österreich.

Psychotherapie und Klinische Psychologie
In der Psychotherapie und im klinischen Bereich stellte sich die Situation vor dem Jahr 2020 folgendermaßen dar: Bis 2019 sollte ein Viertel mehr Plätze für Psychotherapie auf Krankenschein (zukünftig 78.000 Therapieplätze) für Kinder und Erwachsene verfügbar sein. Die vom ÖBVP geführte Gesamtliste weist derzeit 882 Psychotherapeut:innen mit Nachweis zur Weiterbildung in Säuglings-, Kinder und Jugendlichenpsychotherapie aus. Demnächst werden es etwa 1000 Kolleg:innen in ganz Österreich sein. Es gibt keinen Tätigkeitsvorbehalt, das heißt, dass auch Kolleg:innen, die keine zertifizierte Weiterbildung nachweisen können, mit Kindern und Jugendlichen arbeiten dürfen. Sie treten aus unserer Erfahrung aber kaum in die Versorgung von Kindern ein, allerdings sehr wohl bei Jugendlichen und jungen Erwachsenen.
Leider gibt es gerade auch im Kinder- und Jugendbereich nach wie vor keine Kassenverträge für klinisch-psychologische Behandlung. Eine Diagnosestellung mittels psychologischer Diagnostik ohne die Möglichkeit für weitere kostenfreie oder kostengünstige Behandlung lässt viele Kinder und Jugendliche und deren Familien hilflos zurück – und dies trotz an sich guter Versorgungslage durch viele qualifizierte, gut ausgebildete Menschen: Es gibt in ganz Österreich rund 12.000 klinische Psycholog:innen, davon über 3.000 allein in Wien.

Leistungen der Sozialversicherung
Auf der Website der österreichischen Sozialversicherung war im Juni 2022 zu lesen, dass rund 900.000 Personen der Gesamtbevölkerung, aufgrund psychischer Belastungen und Erkrankungen Gesundheitsleistungen in Anspruch nahmen. Das sind rund 10% der österreichi-

schen Bevölkerung. Diese Anzahl wurde anhand von Medikamenten- und Krankenstandsdaten, stationären Aufenthalten, ärztlichen und psychotherapeutischen Behandlungen eruiert (Website der Österreichischen Sozialversicherung). In Österreich leben derzeit rund 1,73 Millionen junge Menschen unter 19 Jahren (Statista 2021). Die Studiendaten zu den Belastungen von jungen Menschen würden eine viel höhere Behandlungsleistung erwarten lassen.

Politische Maßnahmen für psychosoziale Unterstützung
In den OECD-Ländern wurde dem Bedarf für rasche Maßnahmen zur Unterstützung junger Menschen im Laufe des Jahres 2021 nachgekommen. Darunter fielen der Aufbau oder Ausbau von Telefonhotlines und -helplines speziell zu psychischen Belastungen (mental health hotlines). Hier waren in allen Ländern der OECD NGOs in der Verantwortung der Durchführung. Analog dazu wurden in Österreich etwa die Ressourcen für die Telefon- und Chatberatung von „Rat auf Draht" des SOS-Kinderdorfs aufgestockt. Ebenso wurden Jugendzentren EU-weit als wichtige Einrichtungen für Unterstützung von jungen Menschen anerkannt und damit auch ausreichende Infrastruktur und Finanzierung als ein Muss anerkannt. Regierungen und Politik bemühten sich, den Zugang zu niederschwelligen und kostenfreien „mental health services" (Psychotherapie, Psychologie) beispielsweise über einmalige Leistungspakete zu ermöglichen (etwa „chèque psy" in Frankreich, in Großbritannien der Ausbau von adolescent mental health services, vgl. OECD 2020; 2021). In Österreich werden derzeit über das Projekt „Gesund aus der Krise" (GadK, www.gesundausderkrise.at) Unterstützungsleistungen für den Zeitraum Frühjahr 2022 bis 2023 bereitgestellt. Bis zu 7.600 Kindern und Jugendlichen, die im Kontext der Covid-19-Pandemie Belastungssymptome entwickelt hatten, werden von Psycholog:innen oder Psychotherapeut:innen niedergelassen betreut.

Hürden in der Versorgung

Hürde 1: Fehlendes leistbares psychosoziales Angebot und lange Wartezeiten
Seit vielen Jahren ist bekannt, dass die psychosoziale Gesundheitsversorgung von Kindern und Jugendlichen in Österreich viel mehr Ressourcen braucht, als ihr von der öffentlichen Hand zur Verfügung gestellt werden (Kinderligalagebericht 2018) – lange Wartelisten auf
Therapieplätze, überfüllte Kinder- und Jugendpsychiatrien, ausge-
buchte Ambulatorien rücken vermehrt ins öffentliche Bewusstsein.
Nach wie vor fehlt die klinisch-psychologische Behandlung auf Krankenschein – besonders wichtig für Kinder und Jugendliche, da sie
nicht selbst über finanzielle Mittel für Behandlungen verfügen. Soziale
Ungleichheit spiegelt sich bei der Inzidenz psychischer Erkrankungen
wider. In Familien mit geringen sozioökonomischen Ressourcen,
sprich Familien mit weniger Geld, zeigen Kinder 2,5 Mal öfter psychische Auffälligkeiten als Kinder in Familien mit größeren sozioökonomischen Ressourcen. Kinder aus Familien mit mittlerem Bildungsniveau haben ein um 20 bis 30% erhöhtes Risiko an einer Angststörung
oder einer Depression zu leiden im Vergleich zu Kindern aus einem
Elternhaus mit hoher formaler Bildung (Hölling et al. 2012; Otto et
al. 2021). Demgegenüber legen Studien nahe, dass gerade Personen
mit geringem Einkommen nachhaltig und signifikant von professioneller Behandlung profitieren würden (DeCarlo Santiago, Kaltmann,
und Miranda 2012).

Hürde 2: Unterschiede in der sozioökonomischen Ausgangslage
In Österreich beobachten wir große Unterschiede in Bezug auf die
Lebenswelten von Kindern und Jugendlichen, was Zugang zu Bildung
betrifft, das Risiko für Armut oder den Migrationshintergrund und
soziale Teilhabe. Gleichzeitig gibt es ein großes Ungleichgewicht im
Zugang zu diagnostisch-therapeutischer Versorgung. Das gilt sowohl
für die Angebote, die in Österreich regional sehr ungleich verteilt sind,

etwa zu wenige Angebote außerhalb der Ballungszentren, als auch für die sehr unterschiedlichen Kassenleistungen – hier sind Psychotherapie, aber auch Logo-, Ergo- und Physiotherapie sowie klinisch-psychologische Diagnostik betroffen. Diese Versorgungslage ist nicht dazu angetan, chancengerecht zu betreuen geschweige denn, Chancengleichheit herzustellen.

Hürde 3: Angst vor Stigma als Hürde zur frühzeitigen Behandlung
Die Corona-Pandemie hat neben vielfachen Belastungen auch positive Entwicklungen gebracht. So verdeutlichte sie, dass psychische Gesundheit im Leben junger Menschen ebenso wichtig wie körperliche Gesundheit ist, und viele Projekte zur Unterstützung junger Menschen wurden auf den Weg gebracht. Wichtig ist jedoch, dass Maßnahmen für junge Menschen dauerhaft verbessert werden, nicht nur im Rahmen von befristeten Projektförderungen – zumal die Konsequenzen der Pandemie sich erst nach und nach zeigen.

Empfehlungen

Empfehlungen zu Hürde 1:
- Unbürokratische Abrechnung von psychotherapeutischen und klinisch-psychologischen Behandlungen, Stichwort: psychische Gesundheit auf e-card
- Verbesserung bestehender Vergütungsstrukturen (Remuneration und Kategorisierung)
- Aufnahme der Leistung „Klinisch-psychologische Beratung und Behandlung" in das Allgemeine Sozialversicherungsgesetz (ASVG), auch hier Stichwort: psychische Gesundheit auf e-card
- Ausbau der Krisenintervention - Helplines/Chatangebote
- verstärkte mobile psychosoziale Teams
- finanziertes Nahtstellenmanagement und standardisierte Strukturen für systemübergreifende Kooperationen

Empfehlungen zu Hürde 2:
- Gezielte Investitionen in Regionen mit einer nachteiligeren Ausgangslage in den Bereichen Bildung, Beschäftigung, Versorgung
- Investitionen in die professionellen Behandler:innen im Kinder- und Jugendbereich
- Unterstützung und professionelle Implementierung digitaler Behandlungswege
- Verbesserung der Datenlage im Bereich Kinder- und Jugendgesundheit durch nationale Surveys und Monitoring der psychischen Gesundheit von Kindern und Jugendlichen in Österreich
- Nachhaltige und sichere Finanzierung von multiprofessionellen Zentren und Ambulatorien, auch in ruralen Gebieten
- Implementierung eines nationalen Richtwertes/Kennwerten für die psychosoziale Versorgung
- Umsetzung der Empfehlungen aus den diversen Gesundheitsstrategien (etwa in Österreich Rahmengesundheitsziele Österreich, Kinder- und Jugendgesundheitsstrategie)
- Ausbau der pädiatrischen Primärversorgungseinrichtungen

Empfehlungen zu Hürde 3:
- Offene Ansprache des Themas in Schulen – flächendeckende Einführung von evidenzbasierten Präventionsprogrammen im schulischen sowie im außerschulischen Rahmen
- Einsatz und Ausbau von Schul-Gesundheitsteams und Schulpsycholog:innen, sowohl in der Krisenintervention, der Betreuung als auch im präventiven Bereich
- Elternprogramme, Elternschulungen auch schon im elementarpädagogischen Bereich
- Psychische Gesundheit fördern durch inklusive gemeinschaftliche Aktivitäten, auch auf Gemeindeebene, in Jugendzentren

Fazit

Die psychische Gesundheit von Kindern und Jugendlichen ist in den vergangenen 1,5 Jahren eindrücklich in den Fokus gerückt. Das muss als Chance gesehen werden, um eine moderne, zeitgemäße Versorgung der jungen Menschen sicherzustellen. Systemische Benachteiligung und ungleiche Gesundheitsversorgung müssen der Vergangenheit angehören. Der Zugang zu bestmöglicher Gesundheitsversorgung muss allen Kindern und Jugendlichen gleichberechtigt möglich sein. Finanzielle Ressourcen dürfen nicht den Unterschied zwischen Behandlung oder Nicht-Behandlung machen.

Literaturverzeichnis

Brakemeier, Eva-Lotta, Janine Wirkner, Christine Knaevelsrud, Susanne Wurm, Hanna Christiansen, Ulrike Lueken, und Silvia Schneider. 2020. „Die COVID-19-Pandemie als Herausforderung für die psychische Gesundheit: Erkenntnisse und Implikationen für die Forschung und Praxis aus Sicht der Klinischen Psychologie und Psychotherapie". Zeitschrift für Klinische Psychologie und Psychotherapie 49 (1): 1–31. https://doi.org/10.1026/1616-3443/a000574.

Dale R, O'Rourke T, Humer E, Jesser A, Plener PL, Pieh C. Mental health of apprentices during the COVID-19 pandemic in Austria and the effect of gender, migration background and work situation. Int J Environ Res Publ Health. 2021;18:8933.

DeCarlo Santiago, Catherine, Stacey Kaltmann, und Jeanne Miranda. 2012. „Poverty and Mental Health: How Do Low-Income Adults and Children Fare in Psychotherapy?" Journal of Clinical Psychology Volume 69 (Issue 2): 115–26. https://doi.org/doi/10.1002/jclp.21951.

Exenberger, Silvia, Anna Wenter, und Kathrin Sevecke. o. J. „Wie bedrohlich ist die Corona-Krise für die psychische Gesundheit der Kinder?", 8.

Health Behaviour in School-aged Children, HBSC-Studie 2016, www.hbsc.org

HBSC-Factsheet 01: Ergebnisse der HBSC-Studie 2018, Die psychische Gesundheit österreichischer Schülerinnen und Schüler

Hölling, H., R. Schlack, P. Kamtsiuris, M. Butschalowsky, M. Schlaud, und B. M. Kurth. 2012. „Die KiGGS-Studie Bundesweit repräsentative Längs- und Querschnittstudie zur Gesundheit von Kindern und Jugendlichen im Rahmen des Gesundheitsmonitorings am Robert Koch-Institut". Springer-Verlag, Bundesgesundheitsblatt 2012 · 55:836–842, , Juni. https://doi.org/DOI 10.1007/s00103-012-1486-3.

Jones, P. B. 2013. „Adult Mental Health Disorders and Their Age at Onset". British Journal of Psychiatry 202 (s54): s5–10. https://doi.org/10.1192/bjp.bp.112.119164.

Lamei, Nadja/Glaser, Thomas/Göttlinger, Susanne/Heuberger, Richard/ Oismüller, Anneliese/Riegler, Romana/Greußing, Esther (2015): Lebensbedingungen in Österreich – ein Blick auf Erwachsene, Kinder und Jugendliche sowie (Mehrfach-)Ausgrenzungsgefährdete. Studie der Statistik Austria im Auftrag des Bundesministeriums für Arbeit, Soziales und Konsumentenschutz zu Vertrag BMASK-57158/0001-V/B/4/2015; Wien: Statistik Austria.

OECD. 2020. „Youth and COVID-19: Response, recovery and resilience". https:// www.oecd-ilibrary.org/content/paper/c40e61c6-en.

OECD. 2021. „Tackling the mental health impact of the COVID-19 crisis: An integrated, whole-of-society response". https://www.oecd-ilibrary.org/content/ paper/0ccafa0b-en.

Österreichische Sozialversicherung. https://www.sozialversicherung.at/cdscontent/?contentid=10007.844616&portal=svportal Zugegriffen: 19. Juni 2022

Otto, Christiane, Franziska Reiss, Catharina Voss, Anne Wüstner, Ann-Katrin Meyrose, Heike Hölling, und Ulrike Ravens-Sieberer. 2021. „Mental Health and Well-Being from Childhood to Adulthood: Design, Methods and Results of the 11-Year Follow-up of the BELLA Study". European Child & Adolescent Psychiatry 30 (10): 1559–77. https://doi.org/10.1007/s00787-020-01630-4.

Pieh, Christoph, Sanja Budimir, Elke Humer, und Thomas Probst. 2021. „Comparing Mental Health During the COVID-19 Lockdown and 6 Months After the Lockdown in Austria: A Longitudinal Study". Frontiers in Psychiatry 12 (März): 625973. https://doi.org/10.3389/fpsyt.2021.625973.

Pieh, Christoph, Paul L. Plener, Thomas Probst, Rachel Dale, und Elke Humer. 2021. „Assessment of Mental Health of High School Students During Social Distancing and Remote Schooling During the COVID-19 Pandemic in Austria". JAMA Network Open 4 (6): e2114866. https://doi.org/10.1001/jamanetworkopen.2021.14866.

Paul L. Plener · Claudia M. Klier · Leonhard Thun-Hohenstein · Kathrin Sevecke 2021, Psychische Versorgung von Kindern und Jugendlichen in Österreich neu aufstellen: Dringender Handlungsbedarf besteht JETZT! Neuropsychiatr (2021) 35:213–215 https://doi.org/10.1007/s40211-021-00409-6

Ravens-Sieberer, Ulrike, Anne Kaman, Michael Erhart, Janine Devine, Robert Schlack, und Christiane Otto. 2021. „Impact of the COVID-19 Pandemic on Quality of Life and Mental Health in Children and Adolescents in Germany". European Child & Adolescent Psychiatry, Jänner. https://doi.org/10.1007/ s00787-021-01726-5.

Schabus, Manuel, und Esther-Sevil Eigl. 2021. „‚Jetzt sprichst Du!': Belastungen und psychosoziale Folgen der Coronapandemie für österreichische Kinder und Jugendliche". Pädiatrie & Pädologie 56 (4): 170–77. https://doi.org/10.1007/ s00608-021-00909-2.

Schlack, Robert, Laura Neuperdt, Heike Hölling, Freia De Bock, Ulrike Ravens-Sieberer, Elvira Mauz, Benajmin Wachtler, und Ann-Kristin Beyer. 2020. „Auswirkungen der COVID-19-Pandemie und der Eindämmungsmaßnahmen auf die psychische Gesundheit von Kindern und Jugendlichen". Journal of Health Monitoring 5(4). https://doi.org/0.25646/7173.

Schmidt, Stefanie J., Lara P. Barblan, Irina Lory, und Markus A. Landolt. 2021. „Age-Related Effects of the COVID-19 Pandemic on Mental Health of Children and Adolescents". European Journal of Psychotraumatology 12 (1): 1901407. https://doi.org/10.1080/20008198.2021.1901407.

Statista. Anzahl der Kinder und Jugendlichen in Österreich von 2012 bis 2022 https://de.statista.com/statistik/daten/studie/998401/umfrage/kinder-und-jugendliche-in-oesterreich/ Zugegriffen: 4. Juni 2022

UNICEF — Denk dir die Welt - Ideenwettbewerb 2021, https://unicef.at/denkdirdiewelt2021/ Zugegriffen: 7.September 2021

Wagner, Gudrun, Michael Zeiler, Karin Waldherr, Julia Philipp, Stefanie Truttmann, Wolfgang Dür, Janet L. Treasure, und Andreas F. K. Karwautz. 2017. „Mental Health Problems in Austrian Adolescents: A Nationwide, Two-Stage Epidemiological Study Applying DSM-5 Criteria". European Child & Adolescent Psychiatry, Mai. https://doi.org/10.1007/s00787-017-0999-6.

Wenter, Anna, Maximilian Schickl, Kathrin Sevecke, Barbara Juen, und Silvia Exenberger. 2022. „Children's Mental Health During the First Two Years of the COVID-19 Pandemic: Burden, Risk Factors and Posttraumatic Growth — A Mixed-Methods Parents' Perspective". Frontiers in Psychology 13 (Juni): 901205. https://doi.org/10.3389/fpsyg.2022.901205.

Wickham, Sophie, Margaret Whitehead, David Taylor-Robinson, and Ben Barr. 2017. "The Effect of a Transition into Poverty on Child and Maternal Mental Health: A Longitudinal Analysis of the UK Millennium Cohort Study." The Lancet Public Health 2 (3): e141–48. https://doi.org/10.1016/S2468-2667(17)30011-7.

9. Bericht zur Lage der Kinder- und Jugendgesundheit in Österreich 2018, https://www.kinderjugendgesundheit.at/site/assets/files/1237/liga_jb_2018_finalversion_web.pdf, Zugegriffen am 6. September 2022

„Du bist nicht hier, weil du schlimm warst"

Von Edith Meinhart

Mag.[a] Edith Meinhart ist Journalistin beim
Nachrichtenmagazin „Profil".

Dominik, 6: Was machst du da?
Betreuer: Ich lasse einen Zirkuswagen für euch bauen.
Dominik: Für uns?
Betreuer: Ja, für euch!
Dominik: Warum?
Betreuer: Damit ihr einen Platz zum Spielen, Lernen und
Videomachen habt.
Dominik entfernt sich, eine Viertelstunde später ist er wieder
da: Für uns?
Betreuer: Ja, für euch!

Das Trampolin, auf dem die Kinder sonst stundenlang auf
und ab hüpfen, ist leer. Die Schaukeln sind verwaist, so wie
die in einer Ecke abgestellten Spielzeug-Quads. Von
irgendwo her sind laute, hohe Stimmen zu hören. Sie
gehören den Buben und Mädchen, die sich auf den Weg
zurück in ihre Zimmer machen. Bald gibt es Abendessen.
Andreas Franzwa, Psychologe und Psychotherapeut,
durchmisst den Innenhof des Sonderkrankenhauses für
Kinder- und Jugendpsychiatrie in der Linzer Spattstraße und

bleibt vor einem holzvertäfelten Häuschen auf Rädern stehen. Es sind einige Jahre vergangen, seit es errichtet wurde. Doch es sieht immer noch wie neu aus. Alle anderen Gegenstände, mit denen die in der Einrichtung der Diakonie betreuten Kinder in Kontakt kommen, müssen rüder Behandlung und mitunter unbändiger Wut standhalten. Es sind hier schon Türblätter unter den Schlägen bloßer Kinderfäuste geborsten. Einmal mussten Betreuer die Polizei rufen und zusehen, wie ein Achtjähriger in Handschellen in die Psychiatrie gebracht wurde.

Nur der Zirkuswagen bekam nie etwas ab. Nicht einen Kratzer. Franzwa schließt die Tür auf, öffnet eine Lade und nimmt ein paar Handpuppen heraus, mit denen Buben und Mädchen Szenen aus ihrem Leben nachspielen, aufgezeichnet von Videokameras, von Traumapädagogen und Psychotherapeuten später analysiert. Vor nicht allzu langer Zeit saß auf einer der Polsterbänke ein Mädchen, keine zehn Jahre alt, das zwei Mal versucht hatte, sich das Leben zu nehmen. Es war im Sonderkrankenhaus der Diakonie rasch aufgefallen, dass es vor dem Schlafengehen stets in einen inneren Abgrund taumelte.

Im Zirkuswagen spielte das Mädchen mit der Prinzessin. Als ihr Betreuer sich mit der Großmutter-Puppe näherte, um sie vor der Nachtruhe mit Kakao und Keksen zu füttern, zog das Mädchen blitzschnell ihre Hand aus der Puppe. „Zurückspulen und Kamera auf das Gesicht", bat der Psychologe, der den Mitschnitt zu sehen bekam. Erst da fiel die halbe Sekunde auf, in der sich im Gesicht des Kindes Angst und Ekel zeigten. Es brauchte zahlreiche Anläufe, bis die Prinzessin endlich im Bett lag, einschlief und das Spiel ein gutes Ende fand. Die eigentliche Bearbeitung des Traumas war Aufgabe der Psychotherapie.

Im Besprechungsraum gibt Franzwa einen Einblick in die
Arbeit der Kinder- und Jugendpsychiatrie, die mit
Diagnosen und Modellen zu tun hat, mit Begriffen wie
Bindungsstörung der unsicher-desorganisierten Kategorie,
mit fehlender kindlicher Ich-Entwicklung und Verletzungen,
die Psychotherapeuten im Laufe der Jahre zu Gesicht
bekommen und nicht mehr vergessen. Was Franzwa mit
Worten kaum zu vermitteln vermag, sind die Gefühlswüsten
und lodernden Aggressionsfeuer, durch die seine Patienten
gehen, ihre Einsamkeit, aber auch ihre Fähigkeit,
Erwachsene zu lesen und zu provozieren, und die Schlüsse,
die sie aus der Erfahrung ziehen, dass sich ihre Eltern als
unberechenbar und mitunter lebensgefährlich erweisen. „The
kid who needs the most love will ask for it in the most
unloving way": Das ist eines der Zitaten-Fundstücke, die
Franzwa in seine Ausführungen einflicht, um das Unfassbare
begreiflich zu machen. Auch für sich selbst.
Die insgesamt 18 Buben und Mädchen, um die er und seine
Kolleg:innen sich als Betreuer:innen, Logopäd:innen,
Traumapädagog:innen oder Kunst- und Ergotherapeut:innen
annehmen, sind zwischen fünf und 13 Jahre alt. Etwa ein
Drittel besucht die Schule vis-a-vis am Campus. Die anderen
verteilen sich über ganz Linz. Fliegt eines der Kinder aus der
Klasse, was immer wieder vorkommt, wird es im Haus der
Diakonie von einem Lehrer so lange weiter unterrichtet, bis
es zurückkehren kann. Wenn die Burschen und Mädchen
morgens an Franzwas Büro im Erdgeschoss vorbeikommen
und er ihnen zuruft: „Hallo Silvi, guten Morgen! Jo, wie
geht's?", schallt nicht selten ein „Leck mich am Arsch!"
zurück. Fällt die nächste Tür nicht in Schloss, weiß er, dass
sie um die Ecke warten, bis er sagt: „Schlechter Tag heute?
Was ist los?" Fast immer machen sie kehrt, um mit ein paar

Gummibären getröstet zu werden. Irgendwann fangen sie an zu weinen. Und zu reden.

„Wenn du vor mir stehst und mich ansiehst, was weißt du von den Schmerzen, die in mir sind und was weiß ich von den deinen? Und wenn ich mich vor dir niederwerfen würde und weinen und erzählen, was wüsstest du von mir mehr als von der Hölle, wenn dir jemand erzählt, sie ist heiß und fürchterlich." So formulierte es der Schriftsteller Franz Kafka. Und viel früher, im 16. Jahrhundert, Michel de Montaigne: „Ich kann mir keinen Zustand denken, der mir unerträglicher und schauerlicher wäre, als bei lebendiger und schmerzender Seele der Fähigkeit beraubt zu sein, ihr Ausdruck zu verleihen." Auch diese beiden Zitate entstammen Franzwas Fundus. Am Ende gehe es darum, den Kindern eine Sprache zu geben, sagt er.

Kann es sein, dass du heute traurig bist? Wütend? Oft bleibt dem Psychologen nur, sich fragend an ihr sprachloses Inneres heranzutasten. „Ich kann das nicht sagen", habe ein Bub, der vier Jahre bei ihm in Therapie war, geantwortet: „Aber spielen kann ich es." Die Melodien, die der Elfjährige auf seinem Keyboard hervorbrachte, hätten Zuhörer zu Tränen gerührt. Als er, Franzwa, einmal bedauerte, nicht musikalisch zu sein, habe der Bursche geantwortet: „Aber zuhören kannst du."

Einer der ersten Sätze, die neu ankommende Kinder zu hören bekommen, ist: „Du bist nicht hier, weil du schlimm warst!" Warum dann? „Weil es gerade schwierig bei euch ist und ihr Unterstützung braucht." Ihr Vertrauen zu gewinnen, ist eine fast unmögliche Übung. Beziehungen werden über die Maßen strapaziert. Einmal, so erzählt Franzwa, habe ihn ein Bub angespuckt, getreten und ihm das Gewand zerrissen. Er habe ihn angeschaut und gesagt: „Egal, was du machst, ich werde dich nicht hauen!" Daraufhin habe ihn ein eiskalter Blick getroffen: „Das werden wir schon noch sehen."

Drei bis vier Jahre bleiben die Kinder durchschnittlich im Sonderkrankenhaus für Kinder- und Jugendpsychiatrie. Zeit ist, was hier am meisten gebraucht wird. Wenn ihre Eltern kooperieren, sind kleine Wunder möglich. Franzwa erinnert sich an eine Mutter, die zu machen bereit war, was immer von ihr verlangt wurde – unter der Bedingung, dass sie „die eigene Geschichte in tausend Jahren nicht mehr anschauen" müsse. Am Ende gab die Frau, die in einem Wirtshaus groß geworden und regelmäßig durch die Stube geprügelt worden war, sie von sich aus preis. Manchmal können Kinder eines Tages nach Hause zurückkehren. Viel zu oft ist es nicht möglich.

Zwei Mal wöchentlich ist der Psychiater Michael Merl auf Visite im Haus. Es gibt ruhige Zeiten – und dramatische. Merl leitet die Klinik für Psychiatrie und Psychosomatik des Kindes- und Jugendalters des Kepler Universitäts Klinikums in Linz. Während der Pandemie wurden die Patienten sehr viel jünger. Zehnjährige Mädchen, aber auch Burschen, die ihre Ängste über Zwänge und Essstörungen kontrollieren, wurden eingeliefert; Kinder, die sich selbst verletzten oder einen Suizidversuch hinter sich hatten, unter ihnen ein erst siebenjähriger Bub; Kinder, die sich in digitalen Welten verloren und nicht mehr in die Schule gingen.

Als „digital natives" schienen Kinder am Ende der Volksschule die Corona-Krise technologisch zu meistern. Dass es mit zehn, elf Jahren darum geht, erstmals aus der elterlichen Sphäre ausbrechen, bei Gleichaltrigen anzukommen, sich mitzuteilen und zugehörig zu fühlen, soziale Medien bei diesem Entwicklungsschritt jedoch eine höchst trügerische Hilfe sind, war im Eifer des Pandemiemanagements kaum gesehen worden. Die Lockdowns der Corona-Krise trafen diese Altersgruppe besonders hart, meint Kinderpsychiater Merl rückblickend. Erschwerend geselle sich dazu, dass es in der Kinder- und Jugendpsychiatrie an Ärztinnen, Ärzten und Pflegekräften mangelt, zu viele Kinder und Jugendliche Hilfe brauchen, aber immer nur kurz im Spital bleiben, weil zu viele andere auf ein Bett warten. Auch im Haus der Diakonie war in der Pandemie nichts mehr normal. Die Einrichtung untersteht dem Krankenhausrecht. Das bedeutete, dass die Kinder weder hinaus noch besucht werden konnten. Behörden waren über Tage und Wochen schwer erreichbar. Franzwa erzählt von einem Buben, den die Angst überwältigte – „Boah, wir werden sterben!" – , und der sich erst beruhigte, als eine Betreuerin mit ihm das Video „Was ist Corona?" anschaute. Als am 24. Februar 2022 der Krieg in der Ukraine begann, schnappten die Kinder erneut Nachrichten und Bilder auf, die sie nicht verstanden. In den Wohngruppen brach eine „Wir müssen alle weg!"-Panik aus. Dass sie damit nicht allein gelassen werden, auch darauf achten ihre Betreuer.

Timos* Wohngruppe befindet sich im dritten Stock. In der Küche kocht ein Betreuer Spaghetti. Neben dem Kühlschrank hängt eine Liste, auf der vermerkt ist, was die hier untergebrachten Buben und Mädchen nicht essen. Timo zum Beispiel mag Essiggurkerl „nicht so gern". Jedes Kind hat ein Zimmer mit Dusche und WC. In ihrem Refugium regiert ein Chaos, das jederzeit in Ordnung umschlagen kann, und umgekehrt. Der jeweilige Status quo spiegelt für Franzwa die seelische Verfasstheit der kleinen Bewohner. Bei Timo ist neuerdings aufgeräumt. Er öffnet Schubladen und

Kästen mit penibel gefalteten Hosen und Leiberln. „Unglaublich!", sagt Franzwa. Vor Kurzem habe man in Timos Zimmer keinen Platz gefunden, um den Fuß aufzusetzen, so übersät sei der Boden mit Büchern, Gewand und Spielzeug gewesen.

Später wird der Psychotherapeut auf das Grundsätzliche zurückkommen. Auf die Anstrengung, die nötig ist, damit Kinder wie Timo in das Bildungssystem und irgendwann – hoffentlich – in ein selbstbestimmtes Leben finden. Und auf das Geld. Jeder Euro, der in Einrichtungen wie jene der Diakonie in der Linzer Spattstraße investiert werde, sei laut einer Studie in zehn Jahren 16 Euro wert. Psychiater Merl sieht es ähnlich. Psychisch kranke Kinder und Jugendliche brauchen „stabile, gesunde, liebevolle, nicht nachtragende Erwachsene", das bedeutet – auf Landes- und Bundesebene – schlicht mehr Ressourcen. In der Kinder- und Jugendpsychiatrie fehlt die Hälfte der Betten und vor allem Personal. Das werde sich rächen, auch finanziell, so Merl: „Die Kinder und Jugendlichen, die heute keine angemessene psychologische und psychiatrische Behandlung erhalten, sind die psychisch Kranken von morgen."

---

*Name geändert

Entwicklung ist (k)ein Kinderspiel

Kinder mit chronischen Entwicklungsbelastungen

Von Klaus Vavrik

Prim. Dr. Klaus Vavrik ist Ärztlicher Leiter des Ambulatoriums für Entwicklungs-, Sozial- und Neuropädiatrie der VKKJ, Initiator und Ehrenpräsident der Österreichischen Liga für Kinder- und Jugendgesundheit, Obmann des Zentrums für Epidemiologie und Gesundheitspolitik Wien.

Schon im „Bericht zur Lage der Kinder- und Jugendgesundheit in Österreich 2010" wurde meinerseits beschrieben, dass sich „die Risikofaktoren für die Gesundheit und Entwicklung von Kindern und Jugendlichen (Ki-Ju) in den vergangenen Jahrzehnten fundamental verändert haben". Die früher hauptsächlich bedrohenden Infektions- und Mangelerkrankungen sind heute vielfach behandelbar, als Folge des gesellschaftlichen Wandels sind aber sogenannte „Moderne Morbiditäten" in den Vordergrund getreten. In allen industrialisierten Gesellschaften sehen wir eine stete Zunahme von

- Lebensstil-bedingten Erkrankungen (etwa Adipositas und Diabetes durch Fehlernährung und Bewegungsmangel oder Fehlsichtigkeit, Haltungsschäden und schwieriges Sozialverhalten durch Überkonsum moderner Bildschirmmedien),
- psychischen Belastungen und Erkrankungen (etwa Angst, Depression), welche zuletzt auch durch den permanenten gesellschaftlichen Krisenmodus befeuert und aufrechterhalten werden, sowie
- chronischen Entwicklungsstörungen oder -beeinträchtigungen.

53

Mit dieser dritten Gruppe, ihrer Problemlage und möglichen Lösungsansätzen beschäftigt sich dieser Text. Angesprochen sind hier alle Beeinträchtigungen der motorischen, sprachlichen oder geistigen Entwicklung sowie jener des sozial-adaptiven Verhaltens, wenn „… eine oder mehrere Entwicklungsfunktionen wesentlich und nicht nur vorübergehend beeinträchtigt sind." (Schlack 2000) Solche Störungen können etwa durch Schädigung des Gehirns bei Frühgeburt oder Unfall, im Rahmen von genetischen Syndromen, bei neurologischen, Stoffwechsel- oder Muskelerkrankungen, wie auch durch mangelnde oder inadäquate frühkindliche Erfahrungen, uam. auftreten. Häufige Diagnosen sind etwa die Zerebralparese, Sprach(entwicklungs)störung, ADHS, Autismus, uam. Fachlich zuständig für betroffene Ki-Ju sind die Arbeitsfelder der Entwicklungs-, Sozial- und Neuropädiatrie und zum Teil auch der Kinder- und Jugendpsychiatrie. Eine den Anforderungen angemessene, qualitätsvolle Betreuung ist optimal in einem multiprofessionellen Team zu leisten.

Dimension der Krankheitslast und Datenlage

Je nach Einschlusskriterien wurden in früheren Studien Prävalenzen von 10-20% genannt. (Vavrik 2016) So ergab etwa eine Erhebung 1994 in den USA an 17.110 Ki-Ju insgesamt 16,8 %, welche von einer Entwicklungsstörung betroffen waren. (Boyle 1994) Die umfassende Ki-Ju-Gesundheitsstudie (KiGGS) in Deutschland erhob 2007 eine „Gesamtprävalenz von Ki-Ju mit speziellem Versorgungsbedarf" von 14%." (Scheidt-Nave). In einem neueren Buchbeitrag (2020) benennt Bode allerdings nun alleine die „Krankheiten des Nervensystems im Ki-Ju-Alter" mit 20 % und eine Querschnittsstudie (Storm 2020) im Auftrag der Deutschen Angestellten Krankenkasse liefert aktuelle Zahlen aus einem großen Sample von 760.023 Befragten und zeigt damit die Zunahmedynamik auf. Das Ergebnis: „Von 1.000 Ki-Ju im Alter von 0-17 Jahren litten 162 unter Entwicklungsstörungen." Da die „Intelligenzstörungen" mit 6,3% und die „Hyperkinetische

Störung" mit 4% extra ausgewiesen wurden, ist heute also insgesamt von einer Prävalenz von etwas über 25% auszugehen.

Derartige Daten sind in Österreich nicht verfügbar, wären aber für eine bedarfsorientierte gesundheitspolitische Steuerung sehr nützlich. Weder aus dem Mutter-Kind-Pass noch aus den Schuluntersuchungen oder anderen klinischen Quellen werden umfassende Ki-Ju-Gesundheitsdaten für eine epidemiologische Auswertung geeignet erfasst. Es gibt zu einzelnen Themen oder zu eingegrenzten Altersgruppen, oft nur einmalig oder self-reported durchgeführte Erhebungen (HBSC, COSI, MHAT), die aber keine generelle Aussage über den Status und die Veränderung der Ki-Ju-Gesundheit in Österreich erlauben. Ki-Ju mit Entwicklungsstörungen wie Intelligenzminderung, Autismus, Mehrfachbehinderung, etc. kommen darin zumeist gar nicht vor.

Auch die Kindergesundheitsstrategie des BMG 2011 vermisst eine solche Datengrundlage: „Eine abgestimmte österreichweite Vorgangsweise sowie eine zentrale Erfassung und Auswertung epidemiologischer Daten sind allerdings noch ausständig. Initiativen dazu sind nicht bekannt". 2013 formulieren eine interne Erhebung der Sozialversicherung (Streißler): „Zahlen und Datenlage zu Bedarf und Versorgung von Ki-Ju durch die österreichische Krankenversicherung sind nur unzureichend gesammelt und aufbereitet" und der „Grundlagenbericht Entwicklungsverzögerungen/-störungen" des ÖBIG (2013): „Die Datensituation erlaubt weder österreichweite noch repräsentative Aussagen zur Häufigkeit entwicklungsbedingter Auffälligkeiten."

Wenn wir nun aber die Zahlen der DAK auf Österreich umlegen, dann ergibt dies bei aktuell ca. 1,6 Millionen hier lebender junger Menschen unter 18 Jahren real etwa 400.000 von einer manifesten Entwicklungsstörung Betroffene. Dies ist nicht nur eine enorme Zahl wertvoller Einzelschicksale inklusive deren Lebensqualität und Zukunftsperspektiven, wo jedes einzelne „die ganze Welt" (vgl. Dostojewski) bedeutet, sondern auch ein enormer Pool an kollektivem Entwicklungspotential mit entsprechend volkswirtschaftlicher Bedeutung.

Der ökonomische Nutzen einer frühzeitigen, hochwertigen Förderung oder Therapie von Kindern mit Entwicklungsstörungen ist enorm. Eine Studie (Belfield 2006) in den USA, in welcher die Lebensläufe von unterschiedlich geförderten Kindern über 40 Jahre hinweg verfolgt wurden, ergab für jeden investierten Dollar den 17-fachen return-on-investment. Das NPO-Institut der WU-Wien wiederum hat die Arbeit einer großen österreichischen Organisation, welche Diagnostik und Therapie für Kinder mit Entwicklungsstörungen anbietet, auf ihren „social-return-on-investment" untersucht (Pervan, Schober 2015). Die Gegenüberstellung aller Investitionen zum volkswirtschaftlichen Nutzen ergab einen SROI-Wert von 10,67: „Dies bedeutet, dass jeder investierte Euro Wirkungen im monetarisierten Gegenwert von 10,67 Euro schafft. Die Investitionen kommen somit als positive gesamtgesellschaftliche Wirkungen mehr als zehnfach zurück. Hierbei sind langfristige Wirkungen noch nicht einbezogen."

Prävention, Früherkennung und frühe Intervention
Prävention, Früherkennung und Frühintervention sind die „via regia" um die Ausformung oder Chronifizierung von Entwicklungsstörungen zu mildern, im besten Falle diese zu verhindern. Von biologischen Ansätzen wie Neugeborenen-Stoffwechsel-Screening oder Reduktion von Frühgeburtlichkeit über Unfallprophylaxe und hochwertige Gesundheits- und Entwicklungsförderung im Kindergarten, bis hin zu unterstützenden Maßnahmen für Kinder in sozial belasteten Familien, … es ist ein wahrhaft „weites Feld" mit höchst lohnenden Möglichkeiten! Gute Frühdiagnostik braucht allerdings hohe Qualität und Expertise, andernfalls kann sie durch Verunsicherung und Ängstigung auch mehr Schaden und Irritation erzeugen, als sie Nutzen bringt.
Bekannt ist, dass Entwicklungsgefährdungen „… häufig durch ein ungünstiges Zusammenspiel von konstitutionellen Faktoren des Kindes beziehungsweise der Familie, gesundheitlichem Fehlverhalten, mangelnder Information und unzureichenden Ressourcen der Eltern sowie

belastenden Lebensverhältnissen verursacht und aufrechterhalten werden." (Vavrik 2016) In seiner Publikation beschreibt Fegeler 2022 eindrücklich die vielfach höhere Betroffenheit mit Sprachdefiziten, ADHS, kognitiver Schwäche, uam. inklusive der drastischen Folgen einer Bildungskarriere ohne Schulabschluss bei Kindern aus Familien mit niedrigem sozioökonomischem Status.

In Österreich ist die Situation bezüglich einer flächendeckenden und effektiven Vorsorge oder Früherkennung unübersichtlich. Der Mutter-Kind-Pass hat seine ursprüngliche Zielsetzung aus 1974 – die Senkung der Säuglingssterblichkeit – sowie einzelne präventive Aspekte etwa durch Schwangerschaftsbetreuung, Hörprüfung und Hüftultraschall durchaus erreicht, für die Aufgabe eines Entwicklungsscreenings ist er aber nicht gleichermaßen geeignet. Dazu müsste er hinsichtlich unter anderem der „modernen Morbiditäten" zeitgemäß überarbeitet, inhaltlich in seinen Items qualitätsgesichert und eine möglichst hohe Inanspruchnahme sichergestellt werden. Auch der Rechnungshof empfiehlt 2014 die Schaffung von Qualitätsstandards und deren verbindliche Anwendung sowie ein Monitoring der Inanspruchnahme. In Deutschland scheint dies mit den „U-Untersuchungen" recht gut gelungen zu sein: 81% vollständige und 16% teilweise Teilnahme. In Österreich sind solche Zahlen aktuell nicht verlässlich verfügbar[1], frühere Erhebungen lagen aber deutlich darunter (im 5. Lebensjahr ca. 35%). (LBI HTA 2012) In manchen Regionen gibt es eigenständige Programme zur Nachkontrolle von Kindern mit Risikofaktoren aus Schwangerschaft und Geburt.

Auch im Rahmen der Elementarpädagogik gibt es keine flächendeckende, standardisierte Erfassung von Gesundheit und Entwicklung etwa aller Kinder einer Alterskohorte, da dem unter anderem die Systemgrenzen zwischen privatem und öffentlichem Sektor oder Bundesland sowie die zum Teil mangelnde Angebotslage insbesondere bei sonder- und heilpädagogischen Kindergartenplätzen (laut aktuellen Berichten regional bis zu 30%)[2] entgegenstehen. Die Befähigungsüberprüfung zu Schulbeginn wiederum ist in einem Schwerpunkt der – eher auf Sprachbarriere bei Fremdsprachigkeit ausgerichteten – Sprachstandsfeststellung (MIKA-D) und im anderen Fokus einer pädagogischen Begutachtung gewidmet.

Ebenso mangelt es etwa innerhalb der institutionellen Kinderbetreuung an gut evaluierten, konkret an Entwicklung und Chancengleichheit orientierten und breit ausgerollten Präventionsprogrammen in der frühen Kindheit. Es entstehen zwar immer wieder engagierte, oft kleinräumige Modellprojekte, welche aber zumeist an der Hürde der Ausrollung zu großflächigeren Programmen scheitern. In der Kindergesundheitsstrategie 2011 wurden Ziele zu den Themenfeldern „Gesunde Entwicklung" und „Gesundheitliche Chancengleichheit" formuliert. Eine Evaluation zum 10-Jahres-Jubiläum („Mini-Updates", BMSGPK 2021) ergab leider alle elf Teilziele als „unverändert" oder „verschlechtert". Fortschritte gab es im Themenfeld „Gesunder Start ins Leben" etwa bei der Entwicklung der Frühen Hilfen, sowie bei der Senkung der Mehrlings- und Frühgeborenenrate.

Gesundheitsversorgung

Die im Arbeitsfeld tätigen Fachleute und betroffenen Familien klagen seit vielen Jahren über lange Wartezeiten auf Diagnostik und Therapie, Selektion nach Lebensalter oder Wohnort sowie häufig komplette Aufnahmesperren in den hierfür spezialisierten Zentren und einer aus der Not entstandenen Abweisung von Kindern.[3] Auch niedergelassene Therapeut:innen führen lange, oftmals gesperrte Wartelisten. Mit Hilfe von Zuzahlung im privaten Wahlärzt:innen- und Wahltherapeut:innen-Bereich können Wartezeiten zwar verkürzt werden, dies stellt aber für viele Familien eine unüberwindbare Hürde dar und „… widerspricht der gesundheitlichen Chancengleichheit und Chancengerechtigkeit eklatant. Durch Wartezeiten (oder Nicht-Behandlung) werden wichtige Entwicklungsfenster versäumt und es entstehen de facto später nicht mehr behebbare Folgeschäden." (Kinderligabericht 2015)

Im Jahr 2011 publizierte Püspök Daten über das Fehlen von 40.000-80.000 Therapieplätzen in Österreich. Der Dachverband der Sozialversicherungen beauftragte in der Folge 2012 eine Erhebung (Steißler), welche ebenfalls eine hohe Versorgungslücke beschrieb. Auch das ÖBIG konstatiert in seinem Bericht 2013 eine therapeutische Unterversorgung. In der Haushaltserhebungen der Statistik Austria (EU-SILC, 2014) wurde für Kinder mit „Entwicklungsproblemen, welche länger als 12 Monate dauern" von den Eltern ein unerfüllter Behandlungs- oder Beratungswunsch von 19,1% (ATHIS 2015) berichtet. Eine Verknüpfung mit dem sozioökonomischen Hintergrund zeigte zusätzlich: der unerfüllten Behandlungsbedarf wurde in gut situierten Haushalten bei 10% versus in armutsgefährdeten Haushalten bei 24% erhoben! Die MHAT-Studie (2015) weist für „Störungen der neuronalen und mentalen Entwicklung" einen „unerfüllten Wunsch nach Hilfe" von 22,2% aus. Aus einem aktuellen Dokument (2021) der „Zielsteuerung Gesundheit" ist zu entnehmen, dass neben erheblichen Wartezeiten „… 43% der Einrichtungen aus Kapazitätsgründen auch Patient:innen gänzlich abweisen müssen." (BMSGPK 2021) und zuletzt wird in den „Mini-Updates" der Versorgungsbereich der Entwicklungs- und Sozialpädiatrie weiter mit deutlich zu geringen Angebotskapazitäten bewertet. Im Besonderen gilt dies für Ki-Ju mit Autismus-Spektrumstörungen. Fortschritte sind hingegen in der Neonatologie, Rehabilitation, Palliativ-Betreuung und der Arzneimittelentwicklung gelungen.

Die praktische Erfahrung bestätigt die Daten der Statistik Austria: wenn keine bedarfsdeckende Versorgungskapazität besteht, dann sind es überwiegend Kinder von sozioökonomisch benachteiligten Familien, welche der Mangel trifft oder die überproportional keine Versorgung erhalten. Es wurden in jüngster Zeit in einigen Bundesländern und von Seiten der Sozialversicherung zwar Schritte in Richtung Angebotserweiterung gesetzt (etwa die Rahmenvereinbarungen der ÖGK mit den Berufsverbänden von Ergo- und Physiotherapie sowie Logopädie), diese haben bis dato aber noch keine spürbare Entlastung der Wartesituation bewirkt und es sind neue Aufgaben, wie die Versorgung von Ukraine-Geflüchteten hinzugekommen.

Was entwicklungsbelastete Kinder und ihre Familien brauchen
Die Krankheitsbilder von Ki-Ju werden zunehmend komplexer und kommen in all ihren Lebensräumen zum Tragen. Daher ist es dringend nötig, Wissen und Kompetenz von Medizin, Psychologie, Pädagogik, funktionellen wie psychosozialen Therapien und Sozialwissenschaften zu bündeln und in berufsübergreifender Netzwerkarbeit systematisch zusammenzuführen („integrierter Gesamtversorgungs- und Behandlungsplan"). So könnte man in einer „Versorgungsmatrix Sozialpädiatrie" für jede Altersstufe überlegen, welche Aufgabe welchen Sektor betrifft beziehungsweise welche Maßnahme aus diesem zur Unterstützung der Entwicklung kommen könnte. (Vavrik 2009)

Zukunft der Datenlage
Für eine faktenbasierte gesundheitspolitische Planung, bedarf es dringlich einer Verbesserung der Datenlage. Es braucht:
- eine systematische und standardisierte Erfassung von soliden und aussagekräftigen Daten über den Gesundheitsstatus unserer Ki-Ju,
- ein Monitoring, welches kollektive Veränderungen und Entwicklungen über die Zeit abbilden kann,
- eine Versorgungsforschung, welche sektorenübergreifend den Bedarf und die Angebote in der Versorgungslandschaft erfasst,
- eine regelmäßige Ki-Ju-Gesundheitsberichterstattung, sowie
- eine Verknüpfung mit sozioökonomischen Hintergrunddaten der kindlichen Lebenswelten.

Zukunft von Prävention, Früherkennung und Frühintervention
Es sollten die Quellen und Ursachen von späteren Entwicklungsstörungen, also schon Entwicklungsgefährdungen und -belastungen viel

aufmerksamer beachtet und frühzeitig gegengesteuert werden. Dies erfordert, bei allen gesellschaftspolitischen wie auch individual-gesundheitlichen Entscheidungen der Erwachsenenwelt, stets auch die Perspektive des Kindes hochrangig und entscheidungsrelevant mitzubedenken. Dies beginnt bei Gefährdungen während Schwangerschaft und Geburt (etwa die Senkung der Frühgeborenenrate in der Reproduktionsmedizin, Nikotin- und Alkoholkonsum in der Schwangerschaft), braucht eine Anpassung des Mutter-Kind-Passes wie zuvor beschrieben, geht in Sache der Verhältnisprävention über Kinderschutz und die Schaffung eines vor allem im Sozialstatus entwicklungsförderlichen Lebensraums sowie der leichten Erreichbarkeit von frühkindlichen Bildungsangeboten bis hin zu hochwertig qualifizierten Förderangeboten bei ersten Verdachtsmomenten einer Entwicklungsverzögerung oder -beeinträchtigung.

An dieser Stelle sein nochmals betont, wie notwendig und wertvoll hierbei ein gutes Zusammenspiel von Sozial-, Bildungs- und Gesundheitswesen ist. Es sind gleichsam kommunizierende Gefäße, welche sowohl in der Wahrnehmung und Erkennung, wie aber auch in Förderung und Behandlung von Kindern mit Entwicklungsstörungen gleichermaßen gefragt und verantwortungstragend sind. Zu empfehlen sind eine flächendeckende Bereitstellung der „Frühen Hilfen" in Regelfinanzierung und der Frühförderung als aufsuchende Dienste, sowie eine grundsätzliche Verbesserung der Angebotsqualität in elementarpädagogischen Einrichtungen, welche vor allem durch eine Senkung des Betreuungsschlüssels und Anhebung der Qualifikation des Personals zu erreichen wäre. Dazu gehört zwingend eine professionelle Elternarbeit mit entsprechend zusätzlichen Personalressourcen und inhaltlichem Konzept. Eltern sind die Lebensraumgestalter ihrer Kinder. Elternbildung ist daher eine unverzichtbare Maßnahme für Prävention, Entwicklungs- und Gesundheitsförderung sowie zur Stärkung der Etziehungskompetenz. Der Zugang zum Kindergartenplatz sollte über kindliche Bedarfskriterien erfolgen und nicht geknüpft an

Erwachsenenbedingungen wie etwa Arbeitsplatz. Zudem braucht es jedenfalls eine bedarfsdeckende Zahl an heilpädagogischen beziehungsweise inklusiven KiGa-Plätze mit dafür hochwertig ausgebildetem Personal, was den Kindern die ihnen zustehende Förderung und den Müttern die wieder mögliche Teilhabe am Arbeitsmarkt verschaffen würde.

Damit sie volksgesundheitlich wirksam werden kann, wäre eine österreichweite, von allen Stakeholdern gemeinsam getragene Strategie zur Gesundheitsförderung und Prävention zur mentalen und körperlichen Gesundheit bei Ki-Ju mit konkreten Programmen und zeitlich festgelegten Umsetzungszielen sinnvoll. Für diese sollten finanzielle Mittel nicht bloß in Sachen „Anschubfinanzierung für Modell-Projekte", sondern auch für die umfassende Ausrollung bereitgestellt werden. Im Jubiläumsjahr jener 10-Jahres-Mini-Updates 2021 wurde ein neuer „Strategischer Zukunftsprozess (Foresight): Gesundheitsförderung wird System" gestartet und das Papier „Vision Gesundheitsförderung 2050" entwickelt. In dem grundsätzlich sehr engagierten Text wird zum einen aber ein Schwerpunkt für Ki-Ju vermisst, und zum anderen ist der visionäre Ergebnishorizont mit 2050, wenn auch in der Methode begründet, politisch doch sehr weit in der Zukunft gewählt. Im Rückblick wurde aus den Mini-Updates ja neuerlich gelernt: wenn man Visionen nicht auch zeitnah in die Umsetzung, das heißt auf den Boden der Lebensrealität der Menschen bringt, dann können sie keine Wirkung entfalten.

Eine zusätzliche Früherkennungsmaßnahme wäre eine entwicklungspädiatrisch orientierte Vorschuluntersuchung (wie in Bayern seit 2009 verpflichtend) etwa ein Jahr vor der faktischen Einschulung. (Vavrik 2015) Sowohl aus individualpräventiver als auch bildungsökonomischer Sicht wäre es höchst sinnvoll schulrelevante Entwicklungsprobleme zu einem Zeitpunkt zu erkennen, der Unterstützungs- und Therapiemöglichkeiten noch rechtzeitig vor dem Schulbeginn sowie eine frühzeitige Vorbereitung der passenden Schulwahl ermöglicht.

Zukunft Gesundheitsversorgung

In einer, dem Kinderrecht entsprechenden Versorgung sollte für Ki-Ju mit Entwicklungsbelastungen und -störungen ein kostenfreies, jederzeit niederschwellig zugängliches und bedarfsdeckendes Angebot an diagnostisch-therapeutischen Maßnahmen zu Verfügung stehen. Dies beginnt bei der fachärztlichen wie therapeutischen (Primär-)Versorgung und aufsuchenden Diensten, geht über spezialisierte Ambulatorien beziehungsweise Zentren bis hin zu den notwendigen stationären Einrichtungen einer neuropädiatrischen Abteilung oder Kinder-Rehabilitation. Diese sogenannte abgestufte Versorgung sollte in wechselseitiger Kommunikation-Koordination-Kooperation (die 3-K´s im Helfersystem) in ausreichender Kapazität verfügbar sein.

Die Angebote sollten ohne Ausnahme angemessenen Qualitätsstandards entsprechen. Hierzu gehören eine grundsätzliche (zertifizierte) Ki-Ju-Qualifikation aller Mitarbeiter:innen, die interdisziplinär-multiprofessionelle Kooperation sowie eine zweckmäßige diagnostisch-therapeutische Ausstattung. Dies ist naturgemäß im niedergelassenen Bereich schwieriger zu erfüllen als in einem spezialisierten Zentrum. Es sind aber beide Angebotsebenen notwendig, um einerseits eine möglichst Patienten-nahe, regionale, andererseits aber auch eine höher spezialisierte und ausgestattete Versorgung im berufsübergreifenden Team anbieten zu können.

Um Menschen mit komplexen Krankheitsbildern und hohem Bedarf an Hilfestellungen und deren Familien entgegenzukommen, wäre die Einrichtung von One-stop-shops, wo alle wesentlichen Anträge und Bewilligungen an einem Ort zu erledigen und umfassende Informationen zu erhalten sind äußerst hilfreich. Viele klagen über einen erheblichen „Bürokratie- und Zuständigkeitsdschungel" und über eine häufig erlebte „Bittsteller:innen-Position"; einige scheitern daran.

Da es derzeit für eine nicht unbedeutende Zahl von betroffenen Ki-Ju erhebliche Hürden im Zugang zum bestehenden System gibt, wäre es eine mögliche und sinnvolle Strategie quasi „das System zu den Kindern zu bringen". Da sie von Gesetzes wegen mehrere Stunden täglich in der Schule verbringen, könnte dies durch die Etablierung von – meinerseits schon im Kinderliga-Bericht 2011 vorgeschlagenen – Schulgesundheitsteams in Schulgesundheitskompetenzzentren gelingen. (Vavrik 2022) Es gilt „…die Kompetenzen und Ressourcen der verschiedenen im Bildungswesen tätigen Gesundheits-, Sozial- sowie eventuell auch heil- und sonderpädagogischen Berufe in einer arbeitsteiligen und kooperativen Teamstruktur zu bündeln, diese für alle Gesundheitsfragen und -belange interdisziplinär nutzbar zu machen und mit der im Weiteren versorgenden Außenwelt zu vernetzen." Nicht jeder Schulstandort braucht ein solches Team vor Ort, aber es könnte je ein Zentrum pro Schul-Cluster oder politischen Bezirk Sinn machen, welcher die anderen Standorte mobil mitbetreut. Die personelle Zusammensetzung muss den jeweiligen Erfordernissen und Zielen entsprechend angepasst werden. Obligat im Kernteam vertreten sein sollten die Kompetenzen der Medizin, der Gesundheitspflege, der Psychologie und der sozialen Arbeit. Kinder haben deutlich höhere Motivation, „lernen" leichter in ihrem alltagspraktischen Leben und sie tun es lustvoller im Rahmen Gleichaltriger (Peer-Effekt).

Inhaltlich können in einem arbeitsteiligen Teamwork und mit einem partizipativem Ansatz gegenüber Schüler:innen und Eltern viele gesundheitliche Aspekte erfolgreich bearbeitet werden: Schule als gesundheitsförderlicher Lebensraum, Gesundheitsbildung im pädagogischen Regelangebot, Reihenuntersuchungen und Impfprogramme, Betreuung chronisch kranker und entwicklungsbeeinträchtigter Kinder im Schulbetrieb, basale medizinische und pflegerische Betreuung von Ki-Ju mit unzureichender externer Versorgung, Dokumentation für eine solide Ki-Ju-Gesundheitsstatistik, Gewaltschutz im Bildungsbereich, eventuell Durchführung der Schuleingangsuntersuchung. Auch hier wäre gesundheitsorientierte Elternbildung ein lohnender Ansatz: „Ein verbessertes biopsycho-soziales Gesundheitsbewusstsein der Eltern hat unmittelbar Einfluss auf die Gesundheit ihrer Kinder.

Diesen Ansatz über das Bildungssystem zu nutzen macht insofern Sinn, als dass Eltern dort in hohem Maße und wenig segregativ erreichbar sind." (Vavrik 2022)

In strategisch gut geplantem Ausmaß könnte ein solches Zentrum um funktionelle wie psychosoziale Therapien ergänzt werden. Ein derartiges Angebot innerhalb des Schulsystems hätte mehrfache Benefits: es erreicht das Kind sicher und bedarfsgerecht; es spart den Obsorgeberechtigten viel Lebenszeit für den Besuch externer Therapien und stärkt so deren Arbeitsmöglichkeit; es spart Wege mit Fahrtendiensten und damit Bildungszeit, Personal- und Geldressourcen sowie Umweltbelastung; die Kommunikation zwischen pädagogischem und therapeutischem Personal sowie intern im Team erfolgt auf direktem Wege.

Fazit

Mit einem Zitat aus dem Kinderliga-Bericht 2010 habe ich diesen Beitrag begonnen und möchte nun auch mit einem solchen schließen: „Eine Gesellschaft, die zukunftsfähig sein will, ist auf die Gesundheit ihrer Kinder dringend angewiesen. Bestmögliche Förderung der körperlichen, seelischen und sozialen Gesundheit von Anfang an gehört zu den Grundrechten aller Kinder." Diese These aus einer internationalen Veranstaltung in Berlin 2006 macht uns deutlich: Kindergesundheitspolitik ist Zukunftspolitik!

Es besteht einerseits ein verbrieftes Kinder-Recht auf höchstmögliche Gesundheit und bestmögliche Versorgung und andererseits ist es auch eine Frage der ökonomischen Vernunft, weshalb eine Gesellschaft in ihrer Politik dem Kindeswohl höchste Priorität einräumen sollte.

Für Österreich gibt es noch ein zusätzlich besonderes dringendes Argument: die aktuelle Lebenserwartung (2019) liegt bei knapp 82, die Gesundheitserwartung bei 57,5 Jahren. Damit liegen wir laut Eurostat an der 28. Stelle in Europa und sieben Jahre unter dem EU-Schnitt, während es 2011 bloß drei Jahre Abstand waren. Dieser breite Korridor an kranken Lebensjahren bedeutet viel vermeidbares menschliches Leid wie auch hohe Kosten im Gesundheitswesen.

Daher ist es jedenfalls höchst empfehlenswert, für eine grundsätzliche und vollständige Sicherstellung der Lebens-, Bildungs-, Förder- und Therapiekosten (mittels Sach- oder Geldleistungsprinzip) für jedes Kind durch die soziale Gemeinschaft zu sorgen. Bei dem vielfachen social-return-on-invest ist dies für jede Sozietät eine lohnende Investition mit einer Rendite, welche man an keiner Börse erzielen kann. Zusätzlich zahlt diese Investition auch noch in den gesellschaftlichen Ausgleich und damit in den sozialen Zusammenhalt ein. Alles Aspekte, die eine moderne und entwickelte Gesellschaft für ihre Zukunftsperspektive dringend benötigt.

Im „Zielsteuerungsvertrag Gesundheit 2022/23" ist als politische Agenda erfreulicherweise zu finden: „Ebenso wird der umfassenden Gesundheit von Kindern und Jugendlichen ab dem frühestmöglichen Zeitpunkt der größtmögliche Stellenwert eingeräumt." sowie: „Die Erreichung gesundheitlicher Chancengerechtigkeit und die Gesundheit der Bevölkerung schon positiv ab der frühen Kindheit zu beeinflussen stehen im Mittelpunkt unserer Arbeit." Dieser Absicht kann nur ein voller Erfolg gewünscht werden!

Das Potential der Kinder von heute ist die Kraft der Gesellschaft von morgen! Die Kindergesundheit von heute ist die Volksgesundheit von morgen!

Eine Langversion dieses Beitrages und weiterführende Dokumente aus der Literaturliste sind unter www.kinderjugendgesundheit.at zu finden.

---

[1] persönliche Auskunft Austrian Institute for Health Technology Assessement (AIHTA)
[2] Anfragebeantwortung Stadtregierung Wien 8/22
[3] siehe Liga f. Kinder- u. Jugendgesundheit, ÖGKJ, Politische Kindermedizin, KinderÄrzt:innenNetzwerk, lobby4kids, …

Literaturverzeichnis

Bayerisches Landesamt für Gesundheit und Lebensmittelsicherheit: Gesundheit der Vorschulkinder in Bayern - Ergebnisse der Schuleingangsuntersuchung zum Schuljahr 2015/2016

Belfield C.R. et al.: The High/Scope Perry Preschool Program, Cost-Benefit-Analysis Using Data from the Age-40 Followup, The Journal of Human Resources XLI, 1; 2006

Bode H.: Epidemiologie und sozialpädiatrische Aspekte neuropädiatrischer Krankheiten; in: Aksu F.: Neuropädiatrie, 5. Auflage; 2020

Boyle, C.A., M. Decouflé and M. Yeargin-Allsopp: Prevalence and health impact of developmental disabilities in US children. Pediatrics 93: 399-403 (1994)

Bundesministerium für Gesundheit: Kindergesundheitsstrategie, 2011; www.bmg. gv.at (Bestellservice)

Bundesministerium für Soziales, Gesundheit, Pflege und Konsumentenschutz: Themenfeld 3 u. 4 Kinder- u. Jugendgesundheitsstrategie: „Gesunde Entwicklung" und „Gesundheitliche Chancengleichheit" - Was hat sich in den letzten zehn Jahren verändert?, 2021

Fegeler U.: Soziogene Entwicklungsstörungen: ein gesellschaftliches Versagen. In: Frühe Kindheit 1-2022; Zeitschrift der Deutschen Liga für das Kind.

GAIMH: Verantwortung für Kinder unter drei Jahren - Empfehlungen der Gesellschaft für Seelische Gesundheit in der frühen Kindheit (GAIMH) zur Betreuung und Erziehung von Säuglingen und Kleinkindern in Krippen, 2008

LBI-HTA Projektbericht Nr. 45d: Eltern-Kind Vorsorge neu, Teil IV: Handlungsempfehlungen, Endbericht, Version vom 27.06.2012, S. 65

ÖBIG: Grundlagenbericht Entwicklungsverzögerungen/-störungen bei 0-14-jährigen Kindern in Österreich: Datenlage u. Versorgungsaspekte (Kurzfassung); im Auftrag BMG, 2013

Pervan E., Schober Ch.: Studie zum gesellschaftlichen Mehrwert der VKKJ – Verantwortung und Kompetenz für besondere Kinder und Jugendliche, mittels einer Social Return on Investement (SROI) – Analyse; NPO-Institut der Wirtschaftsuniversität Wien, 2015

Püspök R, Brandstetter F, Menz W: Beträchtliche therapeutische Unterversorgung in Österreich. Pädiatrie und Pädologie. 1/2011. Springer Verlag [webpublished]

Rechnungshof, Bericht: System der Gesundheitsvorsorge; 2014

Robert-Koch-Institut: Erkennen-Bewerten-Handeln: Zur Gesundheit von Kindern und Jugendlichen in Deutschland, 2008

Österreichische Liga für Kinder- und Jugendgesundheit: Berichte zur Lage der Kinder- und Jugendgesundheit, www.kinderjugendgesundheit.at

Statistik Austria: Österreichische Gesundheitsbefragung 2014 - Hauptergebnisse des Austrian Health Interview Survey (ATHIS) und methodische Dokumentation; im Auftrag des BMG, 2015

Scheidt-Nave, C. et al.: Prävalenz und Charakteristika von Kindern und Jugendlichen mit speziellem Versorgungsbedarf im Kinder- u. Jugendgesundheitssurvey (KiGGS) in Deutschland; Bundesgesundheitsbl - Gesundheitsforsch - Gesundheitsschutz 2007 · 50:750-756

Schlack H.G.: Sozialpädiatrie, 2. Auflage 2000

Storm A.: Beiträge zur Gesundheitsökonomie und Versorgungsforschung (Band 34) - Kinder- und Jugendreport 2020; de.statista.com, abgerufen 7.8.2022

Streissler-Führer A.: Ausgewählte Fragen zur Versorgung von Kindern und Jugendlichen durch die österreichische Krankenversicherung; DV-SV, Projektnummer: 3/11; 3/2013

Vavrik K., Pammer Ch., Strauss A.M: Gesellschaftliche Effizienzpotenziale von Frühdiagnostik und frühzeitiger Therapie von Entwicklungsstörungen; im Auftrag des HV-SVT www.sozialversicherung.at, 2016

Vavrik K.: Konzept für ein gesundheitsorientiertes Übergangsmanagement vom Kindergarten zur Volksschule; 2015; Liga f. Kinder- u. Jugendgesundheit; www.kinderjugendgesundheit.at

Vavrik K.: Kurzkonzept Schulgesundheitsteams und Schulgesundheitskompetenzzentren, 2022; www.kinderundjugendgesundheit.at

Wagner G, Karwautz AFK, et al: Mental health problems in Austrian adolescents: a nationwide, two-stage epidemiological study applying DSM-5 criteria; European Child-Adolescent Psychiatry. 26(12):1483-1499; 2017

Zielsteuerung Gesundheit: Attraktivierung der Mangelberufe in der psychosozialen Versorgung von Kindern und Jugendlichen. Teilergebnis zu Maßnahme 2: Entwicklungs- und sozialpädiatrischer Bereich, BMSGPK, 2021

Stille Verlierer

Kinder und Jugendliche mit chronischen Erkrankungen

Von Lilly Damm

Dr.[in] Lilly Damm ist Ärztin und Forscherin für Child Public Health an der Abteilung für Umwelthygiene und Umweltmedizin im Zentrum für Public Health der Medizinischen Universität Wien.

Eine Corona-Pandemie hat sie an Land gespült: die Probleme der Kinder und Jugendlichen. Nach endlosem Trommeln von Expert:innen ist es angekommen: die Kinder und Jugendlichen haben enormen Schaden genommen in ihrer psychosozialen Gesundheit durch die Corona-Pandemie. Und: Corona sei Dank, jetzt wird auch Geld in die Hand genommen, um ihnen zu helfen. Corona sei Dank, jetzt gibt es Geld für Projekte, für Studien, für die Schulen. Wir haben sogar einen Bericht, der im Auftrag des Bildungsministeriums erstellt wurde. Er zeigt die Probleme auf und bietet Lösungsvorschläge an (Felder-Puig und Winkler 2021). Corona macht es möglich. Gut. Sehr gut. Noch nie ist so viel Geld so kurzfristig in die Hand genommen worden wie in Zeiten der Corona-Forschung. Weltweit gab es Forschungsnetzwerke, offene Verlage und zahllose Publikationen über SARS-CoV-2 und Kinder und Jugendliche.
Wie war das möglich?
Doch was ist aus den anderen Kindern und Jugendlichen geworden, denen mit chronischen Erkrankungen? Ein langes Schweigen. Und dann weiter nichts. Was soll schon sein mit diesen Kindern? Es gibt sie. Wie viele sind es überhaupt? Alte Daten, wenige Daten, keine Daten.

Eine der wenigen verfügbaren Datenquellen ist die HBSC-Studie der WHO, die in 46 Ländern regelmäßig alle vier Jahre Gesundheitsfragen bei Schüler:innen bestimmter Jahrgänge untersucht. Sie wurde in Österreich 2018 durchgeführt und ist 2019 erschienen. (Felder-Puig, et al 2019). Deshalb gibt es zumindest Auskünfte über 11-, 13-, 15- und 17-jährige Schüler:innen. Im Herbst 2022 findet die Ausarbeitung der aktuellen Befragung statt. Zu Redaktionsschluss dieses Buches waren die Ergebnisse noch nicht publiziert. Laut mündlicher Mitteilung (Felder-Puig, 2022) berichten wieder – wie bei der vergangenen Befragung – etwa 20% der Kinder und Jugendlichen von einer chronischen Erkrankung oder Belastung. Das ist rund ein Fünftel der österreichischen Schüler:innen, in absoluten Zahlen etwa 200.000 Kinder und Jugendliche.

Die entsprechende Frage in der HBSC-Studie lautet: „Hast du eine lang andauernde beziehungsweise chronische Erkrankung oder Belastung (Allergie, Asthma, Diabetes, Darmerkrankung, Depression, …), die von einem Arzt / einer Ärztin diagnostiziert wurde?" Die Antwortmöglichkeiten waren: „Ja" und „Nein".

Tabelle 1: Relative Anzahl der Schüler:innen, die an einer chronischen Erkrankung oder Behinderung leiden, nach Geschlecht und Schulstufe.

	5. Schulstufe	7. Schulstufe	9. Schulstufe	11. Schulstufe
Mädchen	17,7%	20,2%	26,3%	25,1%
Burschen	15,7%	17,6%	19,7%	20,1%

Die Prävalenz steigt leicht mit zunehmendem Alter und ist bei Mädchen etwas höher als bei Burschen.

Quelle: Ergebnisse der österreichischen HBSC-Studie 2021/22, persönliche Mitteilung Dr. Felder-Puig

Tabelle 2: Antworten der Schüler:innen auf die Frage, ob sie in Bezug auf ihre chronische Erkrankung oder Belastung ausreichend Unterstützung in der Schule erhalten.

	5. Schul-stufe	7. Schul-stufe	9. Schul-stufe	11. Schul-stufe	gesamt
sicher ja	35,2 %	24,5 %	23,6 %	14,6 %	23,6 %
eher ja	26,4 %	27,6 %	22,4 %	23,1 %	24,4 %
eher nicht	22,5 %	26,1 %	27,4 %	27,1 %	26,2 %
sicher nicht	15,9 %	21,8 %	26,6 %	35,3 %	25,8 %

Quelle: Ergebnisse der österreichischen HBSC-Studie 2021/22, persönliche Mitteilung Dr. Felder-Puig

Etwa die Hälfte der Kinder und Jugendlichen mit chronischen Erkrankungen erhält grundsätzlich Unterstützung, und zwar je jünger, desto mehr Kinder. Wie bekommen die Kinder und Jugendlichen diese Unterstützung? Wer kümmert sich darum? Wer hat dafür die Verantwortung? Was ist mit den anderen?

Die Statistik Austria erhebt in der Gesundheitsbefragung ATHIS 2019 (Klimont, 2020) in der sie Eltern von Kindern mit chronischen Erkrankungen befragt, dass 8,3 Prozent aller dieser Kinder und Jugendlichen einen speziellen Versorgungsbedarf haben, Buben 9,6 Prozent, Mädchen 7,0 Prozent. Dem Versorgungsbedarf wird der CSHCN-Screener zugrunde gelegt (Children With Special Health Care Needs: ein Kurzfragebogen, der in den USA entwickelt wurde und nach gesundheitsbedingtem Versorgungsbedarf etwa einer notwendigen Medikamenteneinnahme oder psychosoziale/pädagogische Unterstützung fragt). Dieser Versorgungsbedarf nahm mit dem Alter der Kinder deutlich zu (Klimont, 2020). Mehr wissen wir nicht. Noch immer nicht.

Wir könnten internationale Zahlen nehmen, wie in der folgenden Abbildung dargestellt.

Abbildung

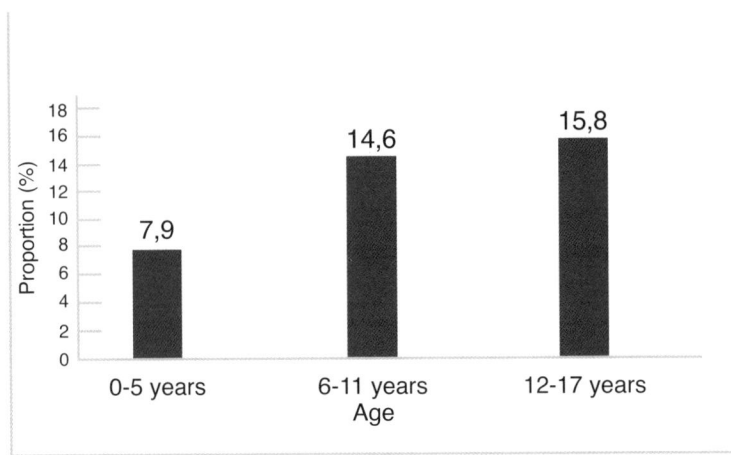

Figure: Prevalence of children with special health-care needs by age
Quelle: Susan M Sawyer, et al. Adolescents with a chronic condition: challenges living, challenges treating. Lancet 2007; 369: 1481-89

Wir könnten die große Kinder-Gesundheits-Studie KIGSS (www. kiggs.de) in Deutschland als Vorbild nehmen für eine österreichische Untersuchung. Wir könnten.

Wer unterstützt nun die Kinder mit den chronischen Erkrankungen? Gibt es dazu auch einen umfassenden Bericht? Gibt es dazu auch Daten, Projekte und Maßnahmen? Wie sieht die „gemeinsame Normalität" für diese Kinder und Jugendlichen aus?
Einzelne Beispiele zeigen, dass Kinder mit chronischen Erkrankungen nun eine Chance haben, in der Schule wahrgenommen zu werden, weil das Thema zumindest an einer Pädagogischen Hochschule unterrichtet wird (Pädagogische Hochschule Salzburg Stefan Zweig:

Lehrgang „Krankheit und Schule") - weil es endlich auch ein Buch für die Schulen dazu gibt (Sommer und Ditsios, 2022). Immerhin. Dennoch: Kinder und Jugendliche mit chronischen Erkrankungen werden ausgegrenzt. Nach wie vor ist das Bekanntwerden einer chronischen Erkrankung eines Kindes häufig ein Grund, im Kindergarten oder in der Volksschule nicht aufgenommen zu werden. Die Eltern hören die Begründung: „Wir sind dafür nicht ausgestattet."

Welche Botschaft kommt aber bei den Kindern an? Nach wie vor nehmen Kinder mit chronischen Erkrankungen Schaden, weil das Schulumfeld sich für nicht zuständig erklärt, weil Pädagog:innen nach wie vor Angst davor haben, die Verantwortung für den Unterricht dieser Kinder zu übernehmen. Und dies, obwohl die Bürgerinitiative „Gleiche Rechte für chronisch kranke Kinder" 60/BI XXV. GP 2014 die rechtlichen Bedenken der Lehrerschaft ernst genommen hat, und daher im Bildungs-Reformgesetz 2017 endlich eine gesetzliche Regelung geschaffen wurde, die auch durch ein entsprechendes Rundschreiben Nr. 20/2017 ergänzt wurde. Beides ist bei den Kindern bis jetzt nicht angekommen.

Inklusiver Unterricht müsste auch die Kinder mit Erkrankungen oder Behinderungen meinen. Zumindest wird das in der Theorie behauptet. Sparkurs und sogenannte „Reformen" haben das Fach und die Ausbildung zur Sonderpädagogik ausgehöhlt. Kinder mit sonderpädagogischem Förderbedarf gehen im Schulalltag regelrecht unter. Von inklusiver Bildung wird gerne und durchaus beeindruckend gesprochen respektive geschrieben, sie wird allerdings nicht gelebt. Ein Rechnungshofbericht aus 2019, der sich mit dem Inklusiven Unterricht beschäftigt, zeigt beträchtliche Probleme auf.

Ein Blick in die Unterlagen des Behindertenrates zeigt die Realität (Behindertenrat 2020: Nationaler Aktionsplan Behinderung 2021 – 2030 – Bildung). Tatsächlich findet in den Schulen ein unwürdiger Prozess des „Aussortierens" statt, wenn es um die Bewilligung eines Ansuchens, das die Eltern stellen müssen, für ein 10., 11. oder

12. Schuljahr geht. Die Ressourcen reichen nicht. Beispiele sind durchaus aktenkundig. Auch hier haben wir keine Daten und kennen die konkrete Zahl der Kinder nicht, die aus dem Schulsystem hinaus verschoben werden in zahllose Praktika, Beratungsstellen oder Tageseinrichtungen und damit in ein höchst unsicheres Berufsleben. Weil die Schulen das nicht leisten können, was eigentlich Recht des Kindes ist.

Die Inklusion von Jugendlichen mit Behinderung in die Sekundarstufe 2 wird in Österreich politisch nicht gewollt, deshalb gibt es auch keine Strukturen, Lehrpläne oder Ressourcen dafür. In diesem Bereich anerkannte Organisationen wie beispielsweise der Behindertenrat, die Caritas, Diakonie und andere kritisieren den aktuellen Nationalen Aktionsplan Behinderung scharf, der im Juni 2022 im Ministerrat beschlossen wurde, und beurteilen ihn als echten Rückschritt in der Bildungspolitik (Diakonie 2022).

Wie war das doch mit den Kinderrechten und der Behindertenrechts-Konvention der Vereinten Nationen, die Österreich 2008 ratifiziert und sich zur Implementierung eines Inklusiven Bildungssystems verpflichtet hat? Bildungsminister Martin Polaschek ließ diese Frage gleich gar nicht zu, wie sich in einer Parlamentarischen Anfragebeantwortung vom 29. Juni 2022 zeigte.

Ginge es anders?
Man könnte bei jedem Anlassfall Solidaritätsbekundungen von allen Seiten organisieren und/oder einen groß angelegten Protest der Lehrerschaft. Stattdessen wird das Problem einzelnen Müttern und Vätern überlassen, wird es von unserem zu deren Problem.
„Da kann man nichts machen."
Die Schulen können nicht anderes als diese schwächsten Kinder aussortieren. Können sie wirklich nicht anders? Könnten sie nicht bei jedem einzelnen Kind, dem wegen der fehlenden Ressourcen nun für sein gesamtes weiteres Leben Chancen genommen werden,

schriftlichen Protest einlegen, bei allen Vorgesetzten bis zu den Entscheidungsträger:innen in der Politik?

Behindertenverbände, Kinderrechtsexperten und Kinder-Lobbyisten argumentieren seit über zwanzig Jahren, und dennoch schafft es ein amtierender Bildungsminister, die Situation für diese Kinder noch zu verschärfen. Ohnehin zu wenige Pädagog:innen, da geht sich für Kinder mit chronischen Erkrankungen oder Behinderungen noch weniger als bisher aus. Da hilft auch zusätzliches administratives Personal nicht und auch nicht mehr Schulpsycholog:innen, die in Folge der Pandemieprobleme angestellt wurden. 2008 wurden die Banken gerettet, in der Coronakrise die Wirtschaft, kommt einem in den Sinn, wenn man über Möglichkeiten nachdenkt.

Stille Verlierer:innen

Nicht wahrgenommen zu werden verursacht einen Schmerz im Gehirn, den man nachweisen kann. Kinder mit chronischen Erkrankungen zu unerwünschten Personen zu erklären, ihnen eine regelrechte Herbergssuche für einen Kindergarten- oder Schulplatz aufzubürden, hinterlässt Spuren beim Kind: „Ich bin nicht richtig." Diese Botschaft geben wir jedem dieser Kinder mit auf seinen Weg. Das wirkt. Ein Leben lang.

Was müsste anders sein?

Ein gut ausgestattetes Gemeinwohl- und Bildungswesen, das jedes Kind wahrnimmt, das ihm angemessene Möglichkeiten für seine individuelle gesunde Entwicklung sichert. Es braucht ein gut informiertes und kompetentes pädagogisches Personal, es braucht ausreichend und gut ausgebildete Gesundheitsberufe an den Bildungseinrichtungen. Und es braucht eine Gesellschaft, die in ihrer Haltung zeigt, dass alle Kinder und Jugendlichen wichtig sind. Und diejenigen Kinder, die besondere Belastungen wie Krankheiten oder Behinderungen tragen, ganz selbstverständlich auch besondere Unterstützung bekommen. Sie brauchen Unterstützung, sie haben es uns ganz offiziell in der aktuellen HBSC-Studie mitgeteilt. Die Not vieler Kinder, die durch Corona sichtbar geworden ist, hat zu einigen Verbesserungen geführt. Was müsste geschehen, damit die Not der Kinder und Jugendlichen mit chronischen Erkrankungen oder Behinderungen sichtbar wird und wir darauf reagieren?

Wir lassen diese Kinder zurück.

Literaturverzeichnis

Felder-Puig, Rosemarie & Winkler, Roman (2021): „Gemeinsam zurück in die Normalität". Wie Schulen und andere Institutionen Kinder und Jugendliche dabei unterstützen können. Gesundheit Österreich, Wien.

WHO HBSC-Survey 2018: Gesundheit und Gesundheitsverhalten von österreichischen Schülerinnen und Schülern. Felder-Puig Rosemarie, Teutsch Friedrich,Ramelow Daniela, Maier Gunter. (2019). Bundesministerium für Arbeit, Soziales, Gesundheit und Konsumentenschutz (BMASGK) Wien.

Klimont, Jeanette (2020): Österreichische Gesundheitsbefragung 2019. Statistik Austria Bundesanstalt Statistik Wien, erstellt im Auftrag des Bundesministeriums für Soziales, Gesundheit, Pflege und Konsumentenschutz (BMSGPK).

Scheidt-Nave Christa, Ellert Ute, Thyen Ute, Schlaud M. (2008): Versorgungsbedarf chronisch kranker Kinder und Jugendlicher. Bundesgesundheitsblatt, Gesundheitsforschung, Gesundheitsschutz 2008, 51: 592–601. Springer Medizin Verlag.

Sommer Nicola, Ditsios Erwin (Hrsg.) 2022. Schule und chronische Erkrankungen. Grundlagen, Herausforderungen und Teilhabe. Verlag Julius Klinkhardt Bad Heilbronn.

Gleiche Rechte für chronisch kranke Kinder (60/BI) 60/BI XXV. GP Eingebracht am 28.10.2014

Bericht des Rechnungshofs: Inklusiver Unterricht: was leistet das österreichische Schulsystem. Reihe Bund 2019/4., Reihe Kärnten 2019/1, Reihe Tirol 2019/1.

Nationaler Aktionsplan Behinderung 2021 – 2030 – Bildung. Vorschläge des Österreichischen Behindertenrates für Ziele und Maßnahmen zum NAP 2021-2030 Bildung.

Diakonie 2022: Nationaler Aktionsplan Behinderung: Viele Rückschritte in der Bildungspolitik. https://www.diakonie.at/news-stories/pressemitteilung/nationaler-aktionsplan-behinderung-viele-rueckschritte-in-der-bildungspolitik

Anfragebeantwortung 11194/AB XXVII.GP vom 29. August 2022. Parlamentarische Anfrage Nr.11467/J-NR/2022 vom 29.Juni 2022.

Noah: „Oft kommt man sich vor wie ein Bettler"

Ein schwieriges Überleben

Von Eva Maria Bachinger

Eva Maria Bachinger ist Journalistin,
Autorin und Sozialarbeiterin.

Der aufgeweckte Bub saust auf die Loggia hinaus und legt
sich mit dem Bauch auf eine Matte. Im Nu zeigt er die
Yogastellung „Kobra" vor. Die Übung erhöht die Flexibilität
der Wirbelsäule und weitet den Brustkorb. Noah reckt den
Kopf in die Höhe und atmet tief ein und aus. „Soll ich dir
auch noch zeigen, wie ich springen kann?" Eifrig hüpft Noah
auf das kleine Trampolin, er strahlt über das ganze Gesicht.
Eveline, seiner Mutter, die daneben sitzt, kommen die
Tränen. „Vor einem Jahr war er nur noch Haut und
Knochen, ich hätte nicht gedacht, dass er sich nochmal so
erholen wird."
Noah ist sieben Jahre alt und leidet an Cystischer Fibrose
(CF). Das ist eine Stoffwechselerkrankung, die zur Folge hat,
dass in vielen Organen ein zähflüssiger Schleim gebildet
wird, besonders betroffen können Lunge und
Verdauungstrakt sein. Patienten leiden unter chronischem
Husten, häufigen Atemwegsinfekten, Verdauungsstörungen

sowie mangelnder Gewichtszunahme. Noah musste an seinem zweiten Lebenstag bereits notoperiert werden, weil er einen Darmverschluss hatte. Dabei wurden ihm 40 Zentimeter Dünndarm entfernt. „Es war fünf vor zwölf. 14 Tage später lag dann die Diagnose vor", erzählt Eveline. Der Alltag von Noah und seiner alleinerziehenden Mutter ist von dieser Krankheit bestimmt: Dreimal am Tag muss er inhalieren, Medikamente zu bestimmten Zeiten nehmen. „Wir stehen zwischen fünf und halb sechs Uhr auf, damit er um viertel vor acht in der Schule ist. Zuerst muss er inhalieren, Atemübungen machen und sich gut durchstrecken, damit die Lunge belüftet und das Sekret abgehustet wird. Die Medikamente muss er mit besonders fettreicher Nahrung einnehmen, über eine Sonde", schildert Eveline. Nach der Schule dasselbe Prozedere. Danach ist ein Mittagsschlaf nötig, bevor Noah die Hausaufgaben machen kann. Abends geht alles wieder von vorne los.
Die Ernährungspumpe braucht er, weil Noah sonst nicht auf den nötigen Bedarf von täglich bis zu 2.700 Kalorien kommt. Auch nachts hängt Noah an der Pumpe. Zwischen ein und zwei Uhr früh muss Eveline aufstehen, um sie wieder abzudrehen, damit er morgens Appetit hat. „Das Kind geht nicht vor elf Uhr ins Bett, weil alles viel Zeit beansprucht. Ohne Zusatznahrung und Medikamente hätte er aber keine Überlebenschance, nicht nur wegen der permanenten Erstickungsgefahr, sondern auch durch Unterernährung", erklärt sie. Alle drei Monate muss er zu einem stationären Aufenthalt in die Uniklinik Innsbruck, dazwischen sind auch Tageskontrollen nötig. „So schaut es aus in unserem Leben."
Seit Noah auf der Welt ist, hat Eveline keinen richtigen Job mehr. „Ich habe etliche Bewerbungen geschrieben und so

viele Absagen bekommen. Als Alleinerziehende mit einem chronisch kranken Kind nimmt mich keine Firma mehr. Ich finde, ich bin verpflichtet, dem Arbeitgeber ehrlich zu sagen, dass ich dadurch immer wieder ausfallen kann. Aber mich dabei zu unterstützen, dazu ist offenbar keiner bereit."
Eveline war in Familienhospizkarenz, eine Dauerlösung gibt es nicht. Derzeit lebt die Einzelhandelskauffrau von der Notstandshilfe und erhält Alimente. Für die 78 Quadratmeter große Wohnung zahlt sie 620 Euro Miete und bekommt Wohnbeihilfe, für Noah auch erhöhte Familienbeihilfe und Pflegegeld. „Doch die Kosten sind enorm. Ich habe hohe Stromkosten durch die Therapiegeräte wie das Laufband, ich muss alles steril halten und auskochen. Dazu kommen noch hohe Transportkosten durch die Fahrten nach Innsbruck." Die Loggia hat Eveline verglasen lassen, damit sie als Therapieraum ganzjährig genutzt werden kann. Kosten: 3.800 Euro, die nur dank Unterstützung finanzierbar waren. Für die Therapiegeräte – Laufband, Trampolin, Gymnastikbälle, Matten, Schaukel – ist in der Wohnung sonst kaum Platz.
Hilfe gibt es großteils von privaten Vereinen, die zum Beispiel auch Meeresaufenthalte für Patienten unterstützen. „Heuer waren wir zwei Wochen in Rovinj. Die Salzluft tut Noah sehr gut, die Atemwege werden freier. Er sollte länger dortbleiben, aber dafür habe ich das Geld nicht. Ich muss den Betrag ja vorstrecken und bekomme einen Teil zurück. Es ist kein richtiger Urlaub. Ich habe einen Koffer voll mit Medikamenten, Spritzen, Sondennahrung, Geräte, Sauerstoffkonzentrate. Das ist ein logistischer Aufwand, den sich keiner vorstellen kann. Wir sind auf Unterstützung angewiesen und machen das nicht zum Spaß oder nutzen es aus."

Eveline würde sich aufgrund ihrer Erfahrungen wünschen, dass es mehr unkomplizierte Hilfe und Verständnis für chronisch kranke Kinder und ihre Angehörigen gibt. „Beeinträchtigte Kinder werden abgestempelt, auch ich als Mutter. Was wir für Behördenwege haben, welche Kämpfe wir durchstehen müssen! Ich wollte zum Beispiel die Sondennahrung wechseln, weil er alles erbrochen hat. Bis das die Gesundheitskassa genehmigt hat, hat es gedauert. Viele hartnäckige Telefonate waren nötig, obwohl er nur noch 13 Kilo hatte, als Sechsjähriger! Oft kommt man sich vor wie ein Bettler." Ermutigung und Hilfe erhält sie von ihrer Familie, Freundinnen und bei einer Psychologin. Doch letztlich muss sie den Alltag mit Noah allein bewältigen. Die Corona-Zeit hat nicht so viel verändert. „Masken tragen, Hände waschen und desinfizieren, Vorsicht bei sozialen Kontakten – all diese Maßnahmen, das ist bei uns normaler Alltag." Ein CF-Patient ist anfälliger für Infektionen aller Art, weil der Schleim ein idealer Nährboden für Bakterien und Viren ist. „Er war während der vergangenen zweieinhalb Jahre die meiste Zeit zuhause und hatte keinen Kontakt mit anderen Kindern. Jetzt versuchen wir normal zu leben. Man kann ihn auch nicht unter die Glasglocke stellen. Wir hoffen jedenfalls, dass uns Corona lange fernbleibt."
Noah geht nun in die zweite Klasse Volksschule. „Mittlerweile habe ich einen guten Freund. Ich kann alles machen, nur vor dem Turnen muss ich inhalieren, damit sich die Bronchien erweitern. Die Lehrerin schaut, dass ich nicht zu viel mache", erzählt Noah. „Ich fürchte mich oft davor, keine Luft zu bekommen, und mir ist immer heiß." Radfahren kann er, nun lernt er schwimmen. „Ich wünsche mir, dass ich beim Tischfußball gut bin. Letztes Mal haben

mich die anderen fertig gemacht, jetzt mach ich sie aber mal
fertig! Meinen besten Freund habe ich schon geschlagen",
ruft er begeistert.

Sein großer Wunsch war, das Legoland in Deutschland zu
besuchen. In den Sommerferien war es so weit. „Freude
macht uns, wenn wir gemeinsam einen Ausflug machen
können", sagt Eveline, während sie im Fotoalbum blättert.
„Er braucht das für die Seele, und ich auch. Er hat sechs
Jahre lang so wenig erleben dürfen." Im Therapieraum sind
auf dem Fensterbrett kleine Tierfiguren aufgereiht, die
aufgetankt durch Solarenergie lustig mit der Hüfte wackeln,
ein Flamingo, ein Einhorn, ein Bär und viele mehr. Noah
sammelt diese Figuren, für seine kleine Arche.

„Dann lächeln wir beide"

Passgenaue Familienförderung von Anfang an

Von Birgit Wenty und Hedwig Wölfl

MMag.[a] Birgit Wenty ist Klinische Psychologin, Gesundheitspsychologin und Medienwissenschaftlerin. Mag.[a] Hedwig Wölfl ist Klinische Psychologin, Gesundheitspsychologin, Psychotherapeutin sowie fachliche Leiterin und Geschäftsführerin bei „die möwe" – Kinderschutz.

Marie ist acht Wochen alt, weint sehr viel, lässt sich schwer beruhigen, und ihre alleinerziehende Mutter ist mit sich und den durch die erst kurz zurückliegende Trennung und Geburt überfordernden Lebensumständen beschäftigt. Der zweijährige Fabio hat eine chronische Erkrankung und lebt aufgrund häufiger Umzüge und der mangelnden Feinfühligkeit seiner jungen Eltern unter keinen stabilen Lebensbedingungen, weshalb er leicht irritierbar ist. Die vor sieben Jahren mit ihrem Ehemann aus Syrien nach Österreich geflüchtete Jasina ist in der 20. Schwangerschaftswoche mit ihrem dritten Kind. Die Wohnsituation der syrischen Familie ist prekär und sie haben kein geregeltes Einkommen, die Pandemiesituation führt zu zusätzlichem Stress.

Es sind solche und ähnliche belastende Lebenssituationen, die Kindern und ihren Bezugspersonen hohe Resilienz abverlangen, damit sich frühe negative Kindheitserfahrungen nicht zu größeren Entwick-

83

lungsrisiken auswachsen. Doch die Widerstandskraft braucht manchmal einen professionellen Booster, um zu gedeihen. Genau hier setzen „Frühe Hilfen" an: Hilfreiche Ressourcen können mit Unterstützung der Familienbegleitung aufgespürt und nutzbar gemacht werden. Belastungen in (werdenden) Familien werden frühzeitig erkannt und durch niederschwellige, hochprofessionelle Beratung und Begleitung gegengesteuert. „Frühe Hilfen" fördern das bestmögliche Aufwachsen von Kindern von Anfang an und tragen wesentlich dazu bei, die Qualität der Eltern-Kind-Beziehung so früh wie möglich zu stärken. „Frühe Hilfen" sind ein Gesamtkonzept koordinierter Maßnahmen zur Gesundheitsförderung und gezielten Frühintervention ab der Schwangerschaft bis zum 3. Lebensjahr des Kindes. Das Angebot richtet sich insbesondere an (werdende) Familien, die sich in belastenden Lebenssituationen befinden, um die Entwicklungsmöglichkeiten und Gesundheitschancen von Kindern und ihren Bezugspersonen frühzeitig und nachhaltig zu verbessern. Durch Empowerment werden die Ressourcen der Familien aktiviert und die Entwicklung von Feinfühligkeit und einer sicheren Bindung zum Kind gefördert.

Frühkindliche Belastungen
Herausfordernde Lebenssituationen, belastende Ereignisse und psychische Krisen rund um Schwangerschaft, Geburt und frühe Kindheit, die zunächst vor allem nur die Eltern beziehungsweise Bezugspersonen zu betreffen scheinen, können sich negativ auf die pränatale und frühkindliche Entwicklung auswirken (Geiger, Haas & Unger, 2020). Studienergebnisse zu negativen Kindheitserfahrungen (ACEs, von engl. Adverse Childhood Experiences) haben gezeigt, welche nachhaltigen Auswirkungen verschiedene Belastungsfaktoren auf die frühkindliche Entwicklung und langfristige Gesundheit haben können. Um die Folgen negativer Kindheitserfahrungen zu reduzieren und die Resilienz zu stärken, braucht es positive Beziehungen, ein förderliches Umfeld und hohe soziale Unterstützung, die positiv wir-

kende chemische und hormonelle Reaktionen auslösen und toxischen Stress reduzieren können (Alio, 2017). „Nachdem sich die Entwicklung der Kinder vorrangig im Rahmen der Beziehungen mit ihren zentralen Bezugspersonen entfaltet, braucht es wirksame Interventionen für Säuglinge und Kleinkinder aus benachteiligten und belasteten Familien, die eine intensive Unterstützung dieser Bezugspersonen integrieren" (Geiger, Haas & Unger, 2020, S. 9). Demnach sind „Zwei-Generationen-Programme" wie „Frühe Hilfen", die ihren Fokus auf Säuglinge und Kleinkinder, aber auch auf deren zentrale Bezugspersonen legen, besonders effizient. Nach Fröhlich-Gildhoff und Rönnau-Böse (2019) zeigen frühe Interventionen „deutlichere und nachhaltigere Effekte, wenn erste Problemverhaltensweisen aufgetreten sind. Aus diesem Grund ist es sinnvoll, die Eltern früh und auf verschiedenen Ebenen zu erreichen" (S. 80).

Bindungsförderung

Die Ergebnisse der Resilienz- und Risikoforschung belegen, dass eine sichere Bindung in der Kindheit trotz potenziell traumatischer Erfahrungen den wesentlichen Schutzfaktor für eine gesunde psychische Entwicklung im weiteren Lebensverlauf darstellt. Die Bindungstheorie basiert auf den in den 1950er Jahren entwickelten Konzepten des Psychiaters und Psychoanalytikers John Bowlby, der das Bindungssystem als einen im Laufe der Evolution entstandenen Mechanismus verstand, der verwundbare Jungtiere vor Raubtieren und anderen Gefahren schützt und zum Überleben absolut notwendig ist. Nach Brisch und Hellbrügge (2019) hat dabei die Bindungsbeziehung „den Charakter einer ‚sicheren emotionalen Basis', auf die in Situationen von äußerer oder innerer Gefahr zur emotionalen Stabilisierung sowohl real als auch emotional in der inneren Welt zurückgegriffen werden kann" (S. 7). Eine sichere Bindung zu zumindest einer zentralen Bezugsperson gilt als Fundament der Resilienzentwicklung, das vor Fehlentwicklungen schützt.

Bowlby (1988) zufolge besteht die Aufgabe der Eltern darin, dem Kind als „sichere Basis" zur Verfügung zu stehen, von der aus es die Welt erkunden kann. Gleichzeitig sollen sie bei einer Trennung oder in Gefahrensituationen ein „sicherer Hafen" für das Kind sein, zu dem es jederzeit zurückkehren kann, um unterstützt, getröstet oder beruhigt zu werden. Das Kind soll dabei die Gewissheit haben, „jederzeit mit seinen Bedürfnissen willkommen zu sein, akzeptiert und verstanden zu werden" (Bowlby, 1988, S. 11). Wesentlich für die Entwicklung einer sicheren Bindung in der frühen Kindheit ist dabei die Feinfühligkeit der Bezugsperson, die sich durch folgende Faktoren auszeichnet (Ainsworth et al., 1974):

- Wahrnehmung des Verhaltens des Kindes: Die Bezugsperson nimmt aufmerksam Kommunikationssignale des Kindes wahr.
- Richtige Interpretation der Äußerungen: Die Bezugsperson kann die Bedürfnisse des Kindes unabhängig vom eigenen Empfinden verstehen.
- Sofortige, prompte Reaktion: Die Bezugsperson ermöglicht Kontingenz und fördert die Selbstwirksamkeit des Kindes.
- Angemessene Reaktion: Die Bezugsperson reagiert dem Alter und dem Kontext beziehungsweise der Befindlichkeit des Kindes entsprechend.

Neben den erwähnten Feinfühligkeitsdimensionen in bindungsrelevanten Situationen gelten Zugänglichkeit (die Bezugsperson steht emotional zur Verfügung und das Kind kann sich jederzeit darauf verlassen), Kooperation (die Bezugsperson bringt die Bedürfnisse und Interessen des Kindes mit den eigenen Bedürfnissen und Interessen in Einklang) und Akzeptanz (die Bezugsperson akzeptiert und integriert ihre eigenen (negativen) Gefühle, ohne sie auf das Kind zu richten) als wesentliche Dimensionen für die Feinfühligkeit im kindlichen Explorationsverhalten (König, 2020).

Ein zentrales Element der „Frühen Hilfen" ist die bereichs- und berufsgruppenübergreifende Zusammenarbeit im „Frühe Hilfen-Netzwerk" und die passgenaue Vermittlung von vielfältigen regionalen Unterstützungsangeboten. Derzeit gibt es regionale „Frühe-Hilfen-Netzwerke" in allen Bundesländern Österreichs, die seit 2015 vom „Nationalen Zentrum Frühe Hilfen" (NZFH.at) in der Abstimmung, Vernetzung, Qualitätssicherung und Effizienz der Umsetzung unterstützt werden. Erfreulicherweise werden die „Frühen Hilfen" in den kommenden Jahren flächendeckend und bedarfsgerecht auf alle Bezirke in Österreich ausgerollt, ab 2024 sollen alle (werdenden) Familien in belastenden Lebenssituationen (das betrifft laut Berechnungen des NZFH.at ungefähr 5 bis 7% aller Geburten) rasch Zugang zu „Frühen Hilfen" bekommen.

Im Rahmen der Familienbegleitung unterstützt ein multiprofessionelles Team (werdende) Familien in belasteten Situationen niederschwellig, kostenlos und auf Wunsch anonym. Das passgenaue, lebensraum- und bindungsorientierte Angebot der Familienbegleitung ist freiwillig und präventiv, wonach keine akute Kindeswohlgefährdung vorliegen darf. Die Beratungen finden meist aufsuchend im Rahmen von Hausbesuchen statt, wodurch ein umfassender Einblick in die aktuelle Lebenssituation (dem Alter des Kindes entsprechende Ausstattung, Eltern-Kind-Interaktion in natürlicher Umgebung, Wohnsituation etc.) möglich wird. Die Dauer und Intensität der Begleitung beziehungsweise Beratung sind individuell verschieden und richten sich nach dem Bedarf der Familie. Wesentlich ist dabei immer auch die Weitervermittlung zu Angeboten im „Frühe-Hilfen-Netzwerk".

Die familiäre Umstellung und die Anpassung an das neue Leben mit einem Kind können sehr herausfordernd sein, zusätzliche psychische, körperliche, soziale oder existenzielle Belastungen können dann rasch zu einer Krisensituation führen. Neben alltagspraktischer Unterstützung bei Unsicherheiten oder Überforderung im Umgang mit dem Kind werden die Elternkompetenzen von (werdenden) Müttern und Vätern gestärkt. Familienbegleiter:innen bieten außerdem Unterstützung bei psychosozialen Belastungen (beispielsweise fehlendes soziales Netzwerk, finanzielle Probleme) sowie bei psychischen Erkrankungen wie Ängsten, (postpartaler) Depression oder Suchterkrankungen. Beziehungskonflikte, Trennung und/oder Gewalterfahrungen sind ebenso Themen, die im Rahmen der Familienbegleitung aufgegriffen werden und bei denen entsprechend interveniert wird. Ein weiteres Ziel ist die Verhinderung beziehungsweise Reduktion von Entwicklungsstörungen, -verzögerungen und Krankheiten beim Kind, indem diese frühzeitig erkannt und zeitnah entsprechende Maßnahmen gesetzt werden.

Die Themenbereiche der „Frühen Hilfen" sind vielfältig und können alle risikoerhöhenden Bedingungen in der Entwicklung des Kindes betreffen, die in Tabelle 1 angeführt sind. Die von Fröhlich-Gildhoff und Rönnau-Böse (2019) zusammengefassten Vulnerabilitäts- und Risikofaktoren sowie die zentralen Schutzfaktoren nach Wustmann (2004) sind als risikoerhöhende und -mildernde Bedingungen für den Bereich der Frühen Hilfen dargestellt. Während die kindbezogenen primären Vulnerabilitätsfaktoren ab der Geburt bestehen, werden die sekundären Vulnerabilitätsfaktoren in der Interaktion mit der Umwelt (v. a. mit den zentralen Bezugspersonen) erworben.

Tab. 1. Risikoerhöhende und risikomildernde Bedingungen

Risikoerhöhende Bedingungen	Risikomildernde Bedingungen
Kindbezogen	*Kindbezogen*
Primäre Vulnerabilitätsfaktoren:	*Personale Ressourcen:*
prä-, peri- und postnatale Faktoren (Frühgeburt, Geburtskomplikationen...)	Positive Temperamentseigenschaften
neuropsychologische Defizite	Biopsychosoziale Gesundheit
psychophysiologische Faktoren	Intellektuelle Fähigkeiten
genetische Faktoren	Erstgeborenes Kind
chronische Erkrankungen	Weibliches Geschlecht
schwierige Temperamentsmerkmale, frühes impulsives Verhalten, hohe Ablenkbarkeit	*Resilienzfaktoren (die Bindungsperson betreffend):*
geringe kognitive Fähigkeiten: niedriger IQ, Defizite in der Wahrnehmung und sozial-kognitiven Informationsverarbeitung	Selbstwahrnehmung
	Selbstwirksamkeit
Sekundäre Vulnerabilitätsfaktoren:	Selbststeuerung/-regulation
	Soziale Kompetenz
Unsichere Bindungsorganisation	Umgang mit Stress
Geringe Fähigkeiten zur Selbstregulation von Anspannung und Entspannung	Problemlösefähigkeiten

Das Fallbeipiel der Familie K.

Marie ist acht Wochen alt, als sich ihre Mutter Silvia K. in der Telefonberatung von gutbegleitet-Frühe Hilfen Wien meldet. Die Kindesmutter ist erschöpft und verzweifelt, sie habe seit der Geburt kaum geschlafen, Marie weine ständig und lasse sich nicht beruhigen. Der Vater des Kindes habe sich von ihr getrennt, als er erfahren

Tab. 2. Umgebungsbezogene Risikofaktoren / Schutzfaktoren

Risikofaktoren	Schutzfaktoren
Risikofaktoren/Stressoren:	*Ressourcen in der Familie:*
Niedriger sozioökonomischer Status, chronische Armut	Stabile Bezugsperson, die Vertrauen und Autonomie fördert
Aversives Wohnumfeld	Autoritativer/demokratischer Erziehungsstil
Chron. familiäre Disharmonie	
Elterliche Trennung	Zusammenhalt, Stabilität und konstruktive Kommunikation
Alkohol- und Drogenmissbrauch der Eltern	Enge Geschwisterbindungen
Psychische Erkrankungen eines Elternteils	Hohes Bildungsniveau der Eltern
	Harmonische Beziehung der Eltern
Kriminalität der Eltern	Unterstützendes fam. Netzwerk
Abwesenheit eines Elternteils/ alleinerziehender Elternteil	Hoher sozioökonomischer Status
Erziehungsdefizite/ungünstige Erziehungspraktiken der Eltern (mangelnde Feinfühligkeit, körperliche Strafen...)	*In Bildungsinstitutionen:*
	Klare, transparente und konsistente Regeln und Strukturen
Sehr junge Elternschaft	Wertschätzendes Klima
Unerwünschte Schwangerschaft	Altersgemäße Förderung
Häufige Umzüge	Positive Verstärkung der Leistungen und Anstrengungsbereitschaft
Migrationshintergrund in Verbindung mit niedrigem sozioökonomischem Status	Positive Peer-Kontakte/positive Freundschaftsbeziehungen
Soziale Isolation der Familie	Förderung von Basiskompetenzen (Resilienzfaktoren)
Verlust eines Geschwisters oder engen Freund:innen	Zusammenarbeit mit Eltern und sozialen Institutionen
Geschwister mit Behinderung, Lern- oder Verhaltensstörung	*Im weiteren sozialen Umfeld:*
Mehr als vier Geschwister	Kompetente und fürsorgliche Erwachsene außerhalb der Familie
Mobbing/Ablehnung durch Gleichaltrige	Kommunale Ressourcen
Außerfamiliäre Unterbringung	Prosoziale Rollenmodelle, Normen und Werte in der Gesellschaft

habe, dass sie schwanger ist. Frau K. habe große Angst, dass sie die Situation als Alleinerzieherin nicht schafft. Zu ihrer Herkunftsfamilie habe sie keinen Kontakt, ihre eigene Kindheit habe sie als konfliktreich erlebt. Sie arbeite selbstständig als Journalistin, sei 39 Jahre alt und wolle so bald wie möglich wieder arbeiten gehen. Ihr ganzes Leben sei durch Marie auf den Kopf gestellt.

Wie das Beispiel von Marie und ihrer Mutter zeigt, sind die Zielgruppen und das Wirkungsfeld der „Frühen Hilfen" äußert vielfältig. Bei Frau K. handelt es sich um eine Akademikerin, die seit vielen Jahren erfolgreich als Journalistin tätig ist und sich weder mit den unsicheren Bindungsmustern ihrer eigenen Kindheit noch mit der Vorstellung auseinandergesetzt hat, selbst einmal Mutter zu sein. Nach dem verzweifelten Anruf bei den „Frühen Hilfen" vereinbarte die Familienbegleiterin noch in derselben Woche einen Termin und machte einen Hausbesuch bei Silvia K. und ihrer Tochter Marie. Frau K. zeigte sich durch die zugewandte Haltung der Familienbegleiterin erleichtert und im Gespräch sehr offen, auch was ihre eigene Überforderung und die zunehmenden Aggressionen Marie gegenüber aufgrund ihrer „Dauerschreierei" betraf. Die Schwangerschaft und Geburt verliefen laut Frau K. ohne Komplikationen, Marie wurde zehn Tage vor dem Geburtstermin natürlich entbunden und wies eine altersgemäße Entwicklung auf, sie sei aber von Beginn an sehr unruhig und leicht irritabel gewesen. Das Bonding, die vorgeburtliche Bindung an das Kind, sei von ambivalenten Gefühlen geprägt gewesen, auch weil mit der Schwangerschaft die Trennung vom Kindesvater, ihrer langjährigen On-Off-Beziehung, einherging. Im Umgang mit Marie zeigte sich Frau K. zunächst frustriert vom exzessiven Weinen der Tochter, die während der Fütterungssituation beim Stillen erschöpft einschlief.

Anhand der folgenden sechs Resilienzfaktoren nach Fröhlich-Gildhoff und Rönnau-Böse (2019) werden einige Interventionen zur Aktivierung von Ressourcen seitens der Frühen Hilfen beschrieben:

Selbstwahrnehmung

Frau K. zeigte bereits bei der telefonischen Erstanfrage eine reflektierte und ehrliche Einschätzung ihrer Emotionen und Handlungen, auch wenn diese negative und selbstkritische Aspekte betrafen. Diese Fähigkeit wurde seitens der Familienbegleiterin als mutig und wesentlich für eine Entspannung der Situation positiv rückgemeldet. Auch die Gespräche über die Wut und Enttäuschung über die „verlorene Partnerschaft" mit dem Kindesvater, die sie später in der Psychotherapie thematisierte, erlebte Frau K. als sehr entlastend. Mit der Methode der „Smiley-Post-Its" (Frau K. wurde angeregt, an verschiedenen Stellen in ihrer Wohnung Post-Its mit ressourcenorientierten Fragen wie: „Was ist mir heute gut gelungen?" oder „Wie oft habe ich mich über Marie gefreut/sie angelächelt?" anbringen) wurden zunehmend positive Aspekte der Selbstwahrnehmung im Alltag präsent und für die Interaktion und den Bindungsaufbau mit Marie nutzbar gemacht.

Selbstwirksamkeit

Schon beim ersten Hausbesuch äußerte Frau K. durchaus mit Selbstachtung, dass sie ja ihre Fähigkeiten als „Checkerin" nicht verloren habe, weil sie immerhin trotz der „Gaga-Rolle" als Mutter noch genug Journalistin in sich habe, um so gut recherchieren zu können, dass sie selbst das Angebot der „Frühen Hilfen" gefunden habe. Hohe Kompetenzen zeigten sich auch in der weiteren Betreuung, indem Frau K. selbstständig Empfehlungen etwa zur Beruhigung von Marie und zur Förderung einer sicheren Bindung umsetzen konnte. Die Selbstwirksamkeitserwartung konnte auch auf einer Metaebene angesprochen und durch die Rückmeldung zu dieser Fähigkeit immer mehr bewusst gemacht werden. Als Frau K. eineinhalb Jahre später im Abschlussgespräch feststellte, dass sie die Familienbegleitung als sehr unterstützend erlebt habe, sie aber vor allem stolz auf sich selbst sei, wie gut sie alles geschafft habe, wurde dies besonders deutlich.

Selbststeuerung/-regulation

Der Besuch einer Schreiambulanz und die laufende Beratung der Familienbegleiterin ermöglichten es Frau K., die verschiedenen Arten des Weinens von Marie differenzierter wahrzunehmen, ihre Signale zu verstehen und zunehmend feinfühlig darauf zu reagieren. Nach wenigen Wochen wurde das Weinen weniger und Tochter und Mutter hatten gemeinsame Rituale entwickelt, wie das gemeinsame Baden in der Wanne oder das Anhören einer bestimmten Musik, die beruhigend wirkten. In der Psychotherapie, die Frau K. für einige Monate besuchte, habe sie nicht nur einige schwierige Themen ihrer Biografie verarbeiten, sondern auch neue Sichtweisen und achtsame Umgangsformen mit sich selbst erlernen können.

Soziale Kompetenz

Frau K. besuchte nicht nur gemeinsam mit Marie die Gruppenangebote der „Frühen Hilfen" (beispielsweise den „Babytreff"), sondern nahm auch wieder Kontakt zu Kolleg:innen auf und aktivierte eine Frau aus der Nachbarschaft als Bezugsperson für sich selbst. Sie habe sich bereits vor der Geburt von Marie gut mit ihr verstanden und habe sich sehr gefreut, mit ihr eine Freundin zu haben, die – selbst Mutter eines kleinen Kindes – sowohl in Bezug auf das Muttersein als auch auf andere Lebensthemen zur wichtigen Vertrauensperson wurde.

Umgang mit Stress

Der Stressfaktor „Schreibaby" führte anfangs zu massiven Belastungen bei Frau K., durch das unstillbare Weinen von Marie fühlte sie sich hilflos und frustriert. Mit der Familienbegleiterin erarbeitete sie verschiedene Möglichkeiten, sich zu beruhigen (etwa Atemübungen, Bewegung, Wasserhahn aufdrehen und dem rauschenden Wasser lauschen). Außerdem lernte sie, die nachbarschaftliche Hilfe ihrer Freundin in Anspruch zu nehmen, wenn sie an ihre Grenzen kam.

Als der Ex-Partner sich rund um Maries ersten Geburtstag plötzlich doch in seiner Vaterrolle mehr einbringen wollte, löste das bei Frau K. zunächst erheblichen Stress aus. Nach der Vermittlung und Inanspruchnahme einer gemeinsamen Mediationseinheit bei einer Psychologin konnten die Eltern aber eine Kontaktregelung vereinbaren, die auch für Frau K. akzeptabel und stimmig war.

Problemlösefähigkeiten
Die Fähigkeit, lösungsorientiert an Probleme heranzugehen, ist eine der größten Ressourcen, die Frau K. aus sich heraus zur Verfügung hat. Auch in besonders herausfordernden Situationen schaffte sie es, sich kognitiv auf mögliche Lösungen einzustellen, diese durchzudenken („es muss einen Ausweg geben") und sich gemeinsam mit den „Frühen Hilfen" Unterstützung zu organisieren (etwa Familienhilfe zur Entlastung im Alltag, später eine Tagesmutter für die Betreuung von Marie). Die Kreativität in der Problemlösung zeigte sich auch, indem sie eine Kreidewand anschaffte, auf der sie alles, was sie beschäftigte, skizzenhaft aufschrieb oder zeichnete. Am unteren Teil sollte Marie später mitkritzeln dürfen.

„Frühe Hilfen": Am Lebensanfang so früh wie möglich helfen
Belastungen rund um die Geburt wie eine postpartale Depression oder psychosoziale Überforderungen mit einem Säugling unterliegen häufig einer gesellschaftlichen Stigmatisierung, weshalb sie oft von den Betroffenen selbst nicht als solche erkannt werden und folglich unbenannt und somit unbehandelt bleiben. „Eigentlich sollte ich glücklich sein ..." ist der Anspruch, der viele Frauen und Familien davon abhält, rechtzeitig Beratung und Hilfe aufzusuchen. Meist sind überfordernde Belastungen scham- und angstbesetzt und evozieren schwierige Dynamiken im Bezugssystem. Falsche oder fehlende Informationen in Bezug auf eine notwendige psychopharmakologische Behandlung während der Schwangerschaft und des Stil-

lens behindern oft zusätzlich die Inanspruchnahme adäquater Unterstützung. Um gezielt Widerstandskraft aufbauen zu können, braucht es Aufklärung und Hilfe beim Erkennen vorhandener und Aufbau neuer Ressourcen.

Gerade in der Zeit der Schwangerschaft und der ersten Zeit mit dem Kind hilft ein Netzwerk mit spezifischer Kenntnis zur jeweiligen belastenden Thematik, auf das rasch und niederschwellig zugegriffen werden kann. Die Erfahrungen in der Familienbegleitung zeigen, dass durch die aufsuchende Begleitung und die spezifische Schulung der Durchführenden verschiedenste Belastungen früher erkannt werden. Mit Unterstützung einer Familienbegleiterin oder eines Familienbegleiters können bestehende Hürden überwunden und durch die Organisation der richtigen Behandlung, etwa einer Psychotherapie in Wohnortnähe, auch Folgeprobleme für das Kind wie die Entwicklung von Bindungsstörungen abgefangen werden. Der Weg führt mittels feinfühliger Information für die Eltern, Bezugspersonen zu erhöhter Compliance und in Folge zur spezifischen Behandlung.

Es braucht meist ineinandergreifende Beratungs- und Behandlungsangebote, die gut koordiniert sind und transparent zusammenarbeiten. Diese Angebote reichen von fachärztlicher Behandlung, psychologischer Diagnostik und Beratung, Psychotherapie bis hin zu sozialarbeiterischer Beratung wie beispielsweise Asylhilfe, Wohnungslosenhilfe oder Schuldnerberatung. Aber auch das individuelle soziale Netz der Familie (Herkunftsfamilien, Freundeskreis) muss als ganz wichtige Ressource unbedingt mitgedacht werden. Der Austausch mit anderen Familien wird zusätzlich als entlastend, entstigmatisierend und hilfreich erlebt („Es geht auch anderen so …"), womit sich die Implementierung sowohl offener als auch themenfokussierter Gruppenangebote sehr bewährt hat. Dadurch

werden der soziale Austausch und das Voneinander-Lernen gefördert, was zur Stärkung eines guten Umgangs mit sich selbst und dem
Kind beiträgt.

 www.fruehehilfen.at

Literaturverzeichnis

Ainsworth, M.D.S., Bell, S.M. & Stayton, D. (1974). Infant-mother attachment and
social development: „Socialization" as a product of reciprocal responsiveness to
signals. In P. M. Richards (Hg.), The integration of a child into a social world (S.
99-135). Cambridge: Cambridge University Press

Alio, A. (2017). Toxic stress and maternal and infant health: A brief overview and
tips for community health workers. Rochester: University of Rochester Medical
Center, NYS Maternal Infant Health Center of Excellence.

Bowlby, J. (1988). A secure base. Clinical application of attachement theory. New
York: Basic Books.

Brisch, K.H. & Hellbrügge, T. (2019). Bindung und Trauma. Risiken und
Schutzfaktoren für die Entwicklung von Kindern. Stuttgart: Klett-Cotta.

Fröhlich-Gildhoff, K. & Rönnau-Böse, M. (2019). Resilienz. München: Ernst
Reinhardt Verlag.

Geiger, H., Haas, S. & Unger, T. (2020). Negative Kindheitserfahrungen
(„Adverse Childhood Experiences", ACE), toxischer Stress und Frühe Hilfen.
Fortbildung des an der Gesundheit Österreich GmbH (GÖG) eingerichteten
Nationalen Zentrums Frühe Hilfen und der Österreichischen Gesellschaft für
Kinder- und Jugendheilkunde (ÖGKJ). Wien.

König, L. (2020). Trauma und Bindung in der Kindheit. Stuttgart: Kohlhammer
Verlag.

Wenty B., Wölfl, H. (2022). Frühe Hilfen. Psychologie in Österreich, 1, 14-24.

Wustmann, C. (2004). Resilienz: Widerstandsfähigkeit von Kindern in Tageseinrichtungen fördern. Beiträge zur Bildungsqualität. hrsg. von W.E. Fthenakis.
Weinheim, Basel: Beltz.

Die gesunde Schule

Gesundheitsförderung als Teil der Schulentwicklung

Von Dr. Rosemarie Felder-Puig

Dr.[in] Rosemarie Felder-Puig, Psychologin, arbeitet bei Gesundheit Österreich (GÖG) und ist nationale Leiterin der Health Behaviour in School-aged Children (HBSC) Studie.

Schule kann sowohl Schutz- als auch Risikofaktor für Gesundheit und Wohlbefinden ihrer Schülerinnen und Schüler darstellen. Zur Stärkung des schützenden Effekts, von dem alle Schülerinnen und Schüler, unabhängig ihrer Talente, Kompetenzen und Herkunft, profitieren sollten, wird seit den 1990er Jahren das WHO-Konzept der „health-promoting school" oder, wie es im deutschsprachigen Raum heißt, der „guten gesunden Schule" propagiert. Ursprünglich wurde das Konzept von der Gesundheitspolitik aufgegriffen, um damit ein kostengünstiges Rezept gegen besorgniserregende Entwicklungen wie steigende Übergewichtsraten, hohe Konsumraten von Alkohol und Zigaretten bei Jugendlichen, zunehmend inaktives Freizeitverhalten durch Spielekonsolen, Computerspiele und Co. in der Hand zu haben.

Damit wurden aber auch Erwartungen an die Schulen herangetragen, die sie kaum erfüllen konnten. Und so blieb es oftmals bei kleineren, auf einzelne Schulen beschränkte Projekte, deren Inhalte nicht nachhaltig in die schulischen Strukturen und Prozesse integriert werden konnten. Mit der Zeit entstanden in verschiedenen

97

Ländern weiterführende Konzepte, die Handlungsfelder, Prinzipien und Strategien formulierten und eine stärkere Verknüpfung mit dem Bildungs- und Erziehungsauftrag der Schulen aufwiesen.

Am einfachsten war und ist für Schulen, Themen der Gesundheitserziehung aufzugreifen. Dies geschieht im Sach- oder Biologieunterricht, fächerübergreifend oder in Unterrichtseinheiten, die von externen Expertinnen oder Experten gestaltet werden. Zu den traditionellen Themen der Gesundheitserziehung wie Suchtprävention, Sexualerziehung, Erste Hilfe, Unfallprävention oder Zahnpflege gesellten sich in der Folge Ernährung, Bewegung und Gewaltprävention und später dann auch Strategien zur Förderung von Resilienz und psychischer Gesundheit.

Vor einigen Jahren wurde die Förderung der Gesundheitskompetenz als Aufgabe an die Schule herangetragen. Neben der Vermittlung von relevantem Wissen und der Förderung von gesundheitsförderlichen Einstellungen und Verhaltensweisen geht es bei der Gesundheitskompetenz auch beziehungsweise ganz besonders um die Ausbildung von gesundheitsbezogener Informations- und Problemlösekompetenz. Thematisch spielen bei der Gesundheitskompetenz die Inhalte der klassischen schulischen Gesundheitsförderung weiterhin eine wichtige Rolle, werden aber ergänzt durch Fragen zum Verhalten im Krankheitsfall, zur Inanspruchnahme des öffentlichen Gesundheitssystems und zur Vertrauenswürdigkeit von Gesundheitsinformationen in den Medien. Dabei ergeben sich nicht wenige Überlappungen mit Umweltbildung („Was der Gesundheit guttut, ist oft auch für die Umwelt gut") und Medienerziehung (Cybermobbing, Gefahren im Netz, Erkennen von Fake-Informationen usw.). Im Kasten sind einige relevante Themen aufgelistet.

Sinnvoll und unterstützend ist es, wenn die Schülerinnen und Schüler nicht nur über Gesundheitsthemen hören und diskutieren, sondern ihre Schule auch als gesundheitsförderliche Lebenswelt erfahren können. Herrscht an einer Schule ein Klima der Offenheit und

Einige für die Ausbildung und Stärkung von Gesundheits-kompetenz relevante Unterrichtsthemen und -inhalte

Gesunde Ernährung, Sport und Bewegung, Zahnpflege und -gesundheit, Umgang mit Ärger und Wut, Umgang mit Konflikten, Mobbing, Cybermobbing, Sexualität und Verhütung, Umgang mit Stress und Angst, Psychoaktive Substanzen, Medienkonsum, Schlafmangel, Essstörungen, Erste Hilfe, Verhalten im Straßenverkehr, Verhalten im Krankheitsfall und bei gesundheitlichen Notfällen, Kritische Reflexion von Gesundheitsinformationen, Informationen zur Inanspruchnahme des öffentlichen Gesundheitssystems

gegenseitigen Unterstützung, bieten sich die Lehrkräfte und die Schulleitung als verlässliche Vertrauens- und Bezugspersonen an, sind am Schulbuffet schmackhafte und gesunde Speisen erhältlich, gibt es Möglichkeiten zur Bewegung und Entspannung während des Schultages, sind die Innen- und Außenräume der Schule einladende Orte u.v.m., so wird es Schülerinnen, Schülern und Lehrkräften leichter fallen, sich den relevanten Themen auch im Unterricht mit Leidenschaft zu widmen. Die folgende Auflistung enthält Aktivitäten, die auf dem Weg zur „guten gesunden Schule" angegangen werden sollten:

* Schul- und Klassenregeln zum Umgang miteinander entwickeln und umsetzen
* Psychosoziale Unterstützungsstrukturen aufbauen
* (Zeit-)Räume für Bewegung und Entspannung schaffen
* Gesundheitsförderliche Gemeinschaftsverpflegung anbieten
* Zuckerhaltige Getränke aus der Schule verbannen, zum Wassertrinken animieren

- Maßnahmen zur Reduktion des Lärmpegels setzen
- Entspannung des Schulrhythmus durch Umstellung auf längere Unterrichtseinheiten und längere Pausen
- Ergonomische Schulmöbel anschaffen
- Förderunterricht für Schülerinnen und Schüler, wo benötigt, anbieten
- Räumliche Veränderungen nach pädagogischen Kriterien veranlassen
- Maßnahmen zur Verbesserung des Raumklimas und der Lichtverhältnisse umsetzen
- Ruhigen Rückzugsbereich für Lehrkräfte schaffen
- Absolutes Rauch- und Alkoholverbot im gesamten Schulareal
- Regeln zur Nutzung von Smartphones vorgeben
- Schulbetrieb auf Ganztag umstellen

Allerdings fällt es den Verantwortlichen in den einzelnen Schulen selbst bei bestem Willen oft schwer, diese Maßnahmen umzusetzen, speziell wenn dafür zusätzliche Ressourcen und/oder die Unterstützung des Schulerhalters notwendig sind. Leider ist es in der Praxis oft so, dass Zuständigkeiten und Ressourcen hin und her geschoben werden. Schulen bräuchten zur Umsetzung des Konzepts der „guten gesunden Schule" eigentlich fix zugeteilte Budgets aus den öffentlichen Geldern für Bildung, Gesundheit und Soziales, die sie nach eigenen (Zeit-)Plänen umsetzen können, über deren Verwendung sie aber auch Rechenschaft ablegen müssten.

Soziale Unterstützung und Förderung von Lebenskompetenzen
Als „gute" Schulen gelten hinlänglich jene, die in regionalen oder nationalen Schulleistungsüberprüfungen gute Ergebnisse zeigen. Von Seiten der Gesundheitsförderung wird dies im Sinne der Steigerung von Lebenschancen der Schülerinnen und Schüler zwar unterstützt, es wird aber auch der Anspruch erhoben, dass keine und kei-

ner zurückbleiben darf und dass auch die weniger leistungsstarken, langsameren oder schwierigeren Schülerinnen und Schüler sich in der Schule als „geschützt und gestützt" erleben können. Diese Anforderung ist jedoch nur erfüllbar, wenn sich dazu alle – Schulleitung und Lehrkräfte – einhellig bekennen und dies auch in ihrer alltäglichen Arbeit leben. Pädagogisch kann dies durch die Methode des individualisierten Lernens unterstützt werden, für die es allerdings gute Rahmenbedingungen (bestimmte Lernmaterialien, Platz, Zeit etc.) braucht.

Am wichtigsten für die Schüler:innen, so formuliert es Joachim Bauer in seinem vielzitierten Buch „Lob der Schule", sind die atmosphärischen Aspekte der Schule, die Beziehungen zu den Lehrkräften und den Mitschülerinnen und Mitschülern und die erlebte soziale Unterstützung. Eine gute gesunde Schule hat primär einen erweiterten, auf Persönlichkeitsstärkung und Lebensbewältigung ausgerichteten Bildungsauftrag. Im Fokus steht die Förderung von Lebenskompetenz, die die Weltgesundheitsorganisation bereits vor über 20 Jahren, frei übersetzt, wie folgt definiert hat: „Lebenskompetenz besitzt, wer sich selbst kennt und mag, Einfühlungsvermögen hat, kritisch und kreativ denkt, kommunizieren und Beziehungen führen kann, durchdachte Entscheidungen trifft, erfolgreich Probleme löst und Gefühle und Stress bewältigen kann." Als Basis für die Förderung von Lebenskompetenz ist gemäß der Weltgesundheitsorganisation (1999), Bauer (2007), Göppel (2011) und anderen deshalb das wichtigste Merkmal einer guten gesunden Schule die Qualität des sozialen Miteinanders, was unter anderem umfasst:

* vertrauensvolle soziale Beziehungen,
* ein positives Schulklima,
* hilfreiche und positiv erlebte Rückmeldungen,
* gegenseitige Unterstützung,
* Zusammenhalt auch in schwierigen Situationen und
* gemeinsame Überzeugungen, Werte und Regeln.

Die gute gesunde Schule ist selbstbestimmt

Keine Schule ist wie die andere, deshalb gibt es für den Weg zur guten gesunden Schule keine Patentrezepte. Welche Maßnahmen beziehungsweise Veränderungen zu treffen sind, kann deshalb immer nur in der einzelnen Schule in Abhängigkeit vorhandener Strukturen und (zugesagter) Ressourcen entschieden werden. Unabdingbar dafür ist auf jeden Fall eine motivierende Schulleitung, die die Lehrkräfte von einer gemeinsamen Mission überzeugen kann. Orientieren können sich Schulen an vorhandenen Konzepten und Good-Practice-Beispielen, immer in Anlehnung an andere Schulentwicklungsmaßnahmen, die zeitgleich stattfinden. Den oft hilfreichen (und für die Schulen kostenfreien) „Blick von außen" bieten Berater:innen aus der Gesundheitsförderung oder aus den entsprechenden unterstützenden Programmen und Netzwerken der (Bundes-)Länder. Entschieden werden sollen die Veränderungen, der Weg dorthin und die Umsetzungsgeschwindigkeit letztlich aber in den Schulen selbst.

Literaturverzeichnis

Bauer, Joachim (2007): Lob der Schule. Sieben Perspektiven für Schüler, Lehrer und Eltern. Hamburg: Hoffmann & Campe.

Göppel, Rolf (2011): Resilienzförderung als schulische Aufgabe? In: Zanger, M. (Hrsg.): Handbuch Resilienzförderung. Wiesbaden: VS Verlag für Sozialwissenschaften, S. 383-406.

Laaber, Gabriele & Schuch, Sonja (2014): Unterwegs als gesunde Schule. Ein Reiseführer zur schulischen Gesundheitsförderung mit vielen praktischen Tipps und Methoden. GIVE_unterwegs-als-gesunde-schule_2014.pdf (Zugriff 20.8.21)

Paulus, Peter (o.J.): In: Bertelsmann Stiftung (Hrsg.): Die gute gesunde Schule. Definition, Prinzipien, Handlungsfelder, Merkmale, Strategien und andere Konzepte. Leporello-09.qxd (bertelsmann-stiftung.de) (Zugriff 18.8.21)

Sawyer, Susan, Raniti, Monika & Aston, Ruth (2021): Making every school a health-promoting school. In: The Lancet Child & Adolescent Health, https://doi.org/10.1016/S2352-4642(21)00190-5 (Zugriff 2.8.21)

World Health Organization (1999): Partners in Life Skills Education. https://www.who.int/mental_health/media/en/30.pdf (Zugriff 23.8.21)

Kein Job, keine Ausbildung, keine Zukunft?

Beeinträchtigungen von sozial benachteiligten Jugendlichen

Von Johann Bacher, Karin Leitner und Dennis Tamesberger

Univ.-Prof. Dr. Johann Bacher, Institut für Soziologie der Johannes-Kepler-Universität Linz, arbeitet zu Methoden, Werte- und Ungleichheitsforschung sowie Ausgrenzung von Jugendlichen. Mag.[a] Karin Leitner ist Referentin im Team Sozialpolitik der Arbeiterkammer Oberösterreich mit dem Arbeitsschwerpunkt psychosoziale Versorgung in Oberösterreich. Dr. Dennis Tamesberger ist Leiter des Teams Sozialpolitik der Arbeiterkammer Oberösterreich mit den Arbeitsschwerpunkten Sozial- und Arbeitsmarktpolitik, Jugendarbeitslosigkeit, Jobgarantie, Kurzarbeit.

Jugendliche stehen vielfältigen Herausforderungen gegenüber. Dazu zählt der Eintritt in den Arbeitsmarkt, etwa nach Abschluss einer schulischen oder hochschulischen Ausbildung, einer Trainingsmaßnahme oder einer Arbeitslosigkeitsphase. Besondere Schwierigkeiten bereitet dieser Übergang, wenn eine Ausbildung abgebrochen wurde und kein über die Pflichtschule hinausgehender Abschluss vorliegt und der oder die Jugendliche bereits längere Zeit inaktiv war. Dann besteht die Gefahr der sozialen Ausgrenzung. Wie groß das Risiko dafür ist, wird in der arbeitsmarkt- und sozialpolitischen Forschung zunehmend mit dem Indikator NEET (not in employment, education or training) verwendet (Eurofound 2012).

Der Ursprung des NEET-Indikators (Furlong 2007) geht zurück auf die restriktiven Arbeitsmarktreformen der 1980er Jahre in Großbritannien, wo Jugendliche zunehmend weder in Beschäftigung noch in Trainingsmaßnahmen waren. Da sie zum Teil auch keinen Anspruch auf Arbeitslosengeld hatten, wurden sie nicht mehr als arbeitslos registriert beziehungsweise wahrgenommen. Der NEET-Indikator diente somit als Hilfskonstruktion zur Erfassung von Jugendlichen, die mit traditionellen Arbeitsmarktkategorien nicht abgebildet waren. Neben einer Debatte in Japan, wo es vor allem um einen Wertwandel von Jugendlichen ging, hat sich in der EU der NEET-Indikator seit der Finanz- und Wirtschaftskrise der 2000er Jahre etabliert (Bacher et al. 2014). Auf europäischer Ebene wird die NEET-Rate als Ergänzung zur Arbeitslosenquote als sinnvoll erachtet, da sie nicht nur Aussagen über den Arbeitsmarkt macht, sondern auch über die Integration von Jugendlichen in zwei gesellschaftlichen Teilsystemen, nämlich dem Bildungssystem und in Schulungen/Weiterbildungen. Auch wenn sich die beiden Indikatoren überschneiden, ist die NEET-Rate daher umfassender und besser in der Lage, Ausgrenzungen abzubilden.

Eine Ursache für eine Ausgrenzungsgefährdung sind dauerhafte gesundheitliche Beeinträchtigungen, die zu Ausbildungsabbruch, Arbeitslosigkeit oder längerer Inaktivität führen oder die aus diesen resultieren. Ob gesundheitliche Beeinträchtigungen die Folge einer Ausgrenzungsgefährdung oder deren Ursache sind, lässt sich in Studien nicht immer eindeutig feststellen, da ein gegenseitig verstärkender Prozess in Form eines Teufelskreises vorliegt: Ausgrenzung macht krank und Krankheit erschwert einen Ausstieg aus der Ausgrenzung. Diesbezügliche Studien weisen darauf hin, dass NEET-Jugendliche, insbesondere jene, die inaktiv sind, in einem signifikant höheren Ausmaß von gesundheitlichen Beeinträchtigungen betroffen sind.

Das ist vor allem hinsichtlich psychischer gesundheitlicher Beeinträchtigungen der Fall. Der Zusammenhang zwischen Ausgrenzungsgefährdung und psychischen gesundheitlichen Beeinträchtigungen kann aus unterschiedlichen theoretischen Perspektiven abgeleitet werden. Ein oft verwendeter Ansatz greift auf Schutz- und Risikofaktoren zurück und geht davon aus, dass Schutzfaktoren das Auftreten und die Bewältigung von Stresssituationen unterstützen, während Risikofaktoren das Auftreten von negativen Stressfolgen, darunter fallen psychische, aber auch physische Erkrankungen sowie dissoziales Verhalten, erhöhen. Ausgehend von den empirischen Befunden und ihren theoretischen Erklärungen stellt sich die Frage, welche Unterstützungssysteme zur Vermeidung einer Ausgrenzungsgefährdung und von psychischen gesundheitlichen Beeinträchtigungen bestehen beziehungsweise welche erforderlich wären.

Wenn im Folgenden von psychischen gesundheitlichen Beeinträchtigungen gesprochen wird, ist damit gemeint, dass die psychische Gesundheit einer Person beeinträchtigt ist. Psychische Gesundheit wird von der Weltgesundheitsorganisation (2019, S. 1) definiert als „Ein Zustand des Wohlbefindens, in dem eine Person ihre Fähigkeiten ausschöpfen, die normalen Lebensbelastungen bewältigen, produktiv arbeiten und einen Beitrag zu ihrer Gemeinschaft leisten kann." Kernelemente von psychischer Gesundheit sind demnach das eigene Wohlbefinden und das wirksame Handeln auf individueller und gesellschaftlicher Ebene. Gesundheit stellt dabei ein Kontinuum und einen dynamischen Prozess dar.

1. Empirische Befunde

In der ersten umfassenden NEET-Studie für Österreich (Bacher et al. 2014) konnte Krankheit bereits als eine wichtige Ursache für die Desintegration identifiziert werden. Aufgrund der verfügbaren Daten war aber damals eine vertiefende Analyse nicht möglich. In einer Folgestudie (Bacher et al. 2016a) wurden daher psychische gesundheitliche Beeinträchtigungen von NEET-Jugendlichen genauer untersucht. Der Anteil der Jugendlichen mit psychischen gesundheitlichen Beeinträchtigungen variiert abhängig von ihrer Definition.

Tabelle 1: Häufigkeiten (Prävalenzen) psychischer gesundheitlicher Beeinträchtigungen bei 15- bis 24-Jährigen

Beeinträchtigung	Anteil	Österreich[d]	Datenquelle
allgemeine Prävalenz (alle Schweregrade)	ca. 10-20 Prozent[a]	ca. 94.000-188.000	Internationale Fachliteratur
schwere Beeinträchtigung(en)	ca. 5 Prozent[a]	ca. 47.000	OECD auf Basis epidemiologischer Studien
chronische Beeinträchtigung(en)	ca. 4 Prozent[b]	ca. 37.600	Mikrozensus auf Basis von Selbstauskünften
Medikamentenkonsum	ca. 5 Prozent[c]	ca. 47.000	administrative Daten (Inanspruchnahme von Psychopharmaka)
in ärztlicher Behandlung	ca. 1 Prozent[c]	ca. 9.400	administrative Daten (einschlägiger stationärer Aufenthalt, Facharztbesuch)

Quelle: Bacher et al. (2016b, S. 141–142)

Anmerkungen:
a) internationale Werte, b) Werte für Österreich für 2011, c) Werte für OÖ für den Zeitraum 2005-2012, d) hochgerechnet auf die Zahl von 940.000 Jugendliche im Alter von 15 bis 24 Jahren im Jahr 2022

Wird von einem sehr weiten Verständnis ausgegangen, bei der alle Schweregrade erfasst werden, ergibt sich eine Prävalenz von 10 bis 20%. Wird eine restriktivere Definition verwendet, resultieren Prävalenzen von einem bis fünf Prozent. (Tabelle 1 vermittelt einen Überblick).

NEET-Jugendliche weisen ein deutlich höheres Risiko einer psychischen gesundheitlichen Beeinträchtigung auf. Während bei etwa 3% der Nicht-NEET-Jugendlichen dauerhafte psychische Beeinträchtigungen, damit sind hier unter anderem selbst berichtete Angststörungen und Depressionen sowie Lernschwierigkeiten und andere psychische Probleme gemeint, auftreten, sind dies bei NEET-Jugendlichen 15,1 Prozent. Der Anteil der Jugendlichen mit psychischen Beeinträchtigungen ist also unter NEET-Jugendlichen rund fünf Mal so hoch wie bei Jugendlichen, die ins Erwerbs- oder Bil-

Abbildung 1: Dauerhafte psychische gesundheitliche Beeinträchtigungen bei Jugendlichen im Alter von 15 bis 24 Jahren in Österreich nach NEET-Status

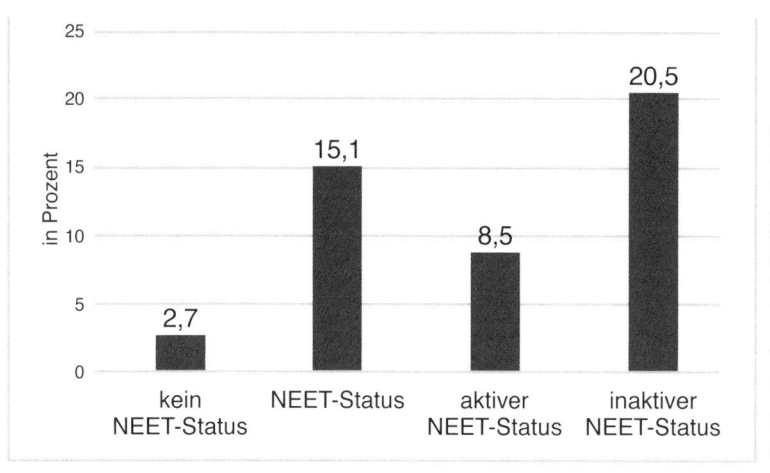

Quelle: Bacher et al. (2016b, S. 143)

dungssystem integriert sind. Differenziert man diese weiter in aktive NEET-Jugendliche, das sind jene, die zum Befragungszeitpunkt eine Stelle suchen und auch dem Arbeitsmarkt zur Verfügung stehen, und in inaktive NEET-Jugendliche, die keine Stelle suchen und/ oder dem Arbeitsmarkt nicht zur Verfügung stehen, so zeigt sich, dass 20,5% der inaktiven NEET-Jugendlichen dauerhafte psychische Beeinträchtigungen anführen, bei den aktiven sind es 8,7%. Weiterführende statistische Analysen und Auswertungen von qualitativen Interviews zeigen, dass die dauerhaften psychischen Beeinträchtigungen biografisch weiter zurückliegende Ursachen haben, die bis in die frühe Kindheit zurückreichen. Es muss daher in diesem Zusammenhang darauf hingewiesen werden, dass Investitionen in präventive Maßnahmen ökonomisch viel sinnvoller sind als „Reparaturmaßnahmen" (Heckman et al. 2010).

In der Regel sind psychische Gesundheitsbeeinträchtigungen die Folge einer Kumulation von mehreren Risikofaktoren bei gleichzeitigem Fehlen von Schutzfaktoren beziehungsweise protektiven Faktoren. Durch eine NEET-Situation im Jugendalter können vorhandene psychische Probleme verstärkt werden (sozialer Ursacheneffekt), die dann wieder ihrerseits einen Ausstieg aus dem NEET-Status erschweren (Selektions- oder Drifteffekt), da der/die Jugendliche aufgrund der vorhandenen psychischen gesundheitlichen Beeinträchtigungen keine Erwerbstätigkeit mit einem bestimmten zeitlichen Umfang aufnehmen kann.

Die bisher berichteten Befunde beziehen sich auf die Situation vor der Covid-19-Pandemie. Laut Eurostat (2022) ist die NEET-Rate in Österreich während der Pandemie von 7,8% im Jahr 2019 auf 8,5% im Jahr 2021 gestiegen. Absolut betrachtet waren 2021 rund 76.000 junge Menschen im Alter zwischen 15 und 24 Jahren in einer NEET-Situation. Geht man von den Prävalenzraten von Abbildung 1 aus, ist anzunehmen, dass rund 11.500 NEET-Jugendliche dauerhafte psychische gesundheitliche Beeinträchtigungen in Österreich haben. Anzunehmen ist weiters, dass angesichts der relativ guten Arbeitsmarktlage im Jahr 2022 die NEET-Rate sinkt, aber vor allem bei den aktiven NEET-Jugendlichen. Bei der Gruppe der Inaktiven – wo vermehrt Jugendliche mit gesundheitlichen Beeinträchtigungen vertreten sind – ist die Re-Integration in den Arbeitsmarkt oder ins Ausbildungssystem auch bei guter Konjunkturlage schwierig (Bacher et al. 2016b).

Vorliegende Studien deuten allerdings darauf hin, dass sich die psychischen Belastungen für alle Kinder und Jugendlichen während der Covid-19-Pandemie erhöht haben, sodass von einer größeren Zahl von betroffenen Jugendlichen auszugehen ist, wenngleich vielfach noch repräsentative Studien fehlen (Bohl et al. 2022). Eine Studie der Donau-Universität Krems erbrachte eine signifikante Zunahme von Depressionen und suizidalen Gedanken (Dale et al. 2021) unter 14- bis 20-jährigen Schüler:innen. Eine Studie (Zandonella und Hoser 2022) im Auftrag der Arbeiterkammer Oberösterreich erbrachte ebenfalls eine beachtliche Zunahme von psychischen Belastungen und Beschwerden bei jungen Erwerbstätigen in Oberösterreich. 54% der Lehrlinge, Schüler:innen und Studierenden berichten eine Verschlechterung ihrer psychischen Gesundheit infolge der Pandemie. 90% der jungen Menschen in Ausbildung berichten an zumindest einzelnen Tagen in den vergangenen Wochen durch Interessen-/Freudlosigkeit beziehungsweise Erschöpfung beeinträchtigt zu sein. Rund 70% litten unter Hoffnungslosigkeit, unkontrollierbaren Sorgen und Einsamkeit, was auf psychische Gesundheitsprobleme hindeutet. Im Unterschied dazu weisen andere Studien nur in der Anfangsphase der Covid-19-Pandemie auf eine Zunahme psychischer Gesundheitsprobleme hin (Duong 2022). Spezielle Befunde zu den NEET-Jugendlichen sind noch ausständig. Theoretisch erwarten lässt sich eine Zunahme psychischer gesundheitlicher Beeinträchtigungen dann, wenn die Covid-19-Pandemie Risikofaktoren erhöht und/oder Schutzfaktoren reduziert hat.

2. Theoretische Erklärungen

Zur Erklärung des häufigeren Auftretens von psychischen gesundheitlichen Beeinträchtigungen kann auf das Konzept der Risiko- und Schutzfaktoren zurückgegriffen werden (zusammenfassend Gutmann 2013). Unter Risikofaktoren versteht man Bedingungen, welche die Wahrscheinlichkeit des Auftretens von (psychischen) gesundheitlichen Beeinträchtigungen und/oder disozialem Verhalten erhöhen. Schutzfaktoren, die auch als protektive Faktoren bezeichnet werden, sind dagegen Faktoren, die das Auftreten oder die Auswirkungen von Risikofaktoren abschwächen. Für die Klassifikation von Schutz- und Risikofaktoren wurden unterschiedliche Systeme entwickelt. Wustmann (2007) unterscheidet hinsichtlich der Risikofaktoren Vulnerabilitätsfaktoren und Stressoren. Erstere stellen individuelle Risikofaktoren dar, letztere soziale, und umfassen beispielsweise ungünstigen Erziehungsstil, Scheidung und Trennung der Eltern, frühe Elternschaft, Konflikt in der Familie, geringe Bildung und Arbeitslosigkeit der Eltern. Die Schutzfaktoren unterteilt Wustmann in individuelle und umweltbezogene Ressourcen, die in der Familie, im Nahumfeld und/oder in Institutionen, wie dem Bildungssystem vorhanden sind.

Psychische gesundheitliche Beeinträchtigungen oder andere negative Entwicklungen treten dann auf, wenn sich Risikofaktoren kumulieren und gleichzeitig Schutzfaktoren nicht ausreichend vorhanden sein. Sie können entsprechend diesem Modell unterschiedliche Ursachen haben, entscheidend ist eine Kumulation dieser. In der NEET-Studie von Bacher et al. (2016a) wurden die in Tabelle 2 angeführten Risikofaktoren ermittelt. Die befragten Jugendlichen gaben dabei an, dass diese Risikofaktoren vielfach in der (frühen) Kindheit auftraten. In allen Fällen ist eine Kumulation von Risikofaktoren beobachtbar.
Im Gegensatz zum kumulierten und frühen Auftreten von Risikofaktoren verfügten die Jugendlichen kaum über ausreichende Schutz-

Tabelle 2: Risikofaktoren von NEET-Jugendlichen mit psychischen gesundheitlichen Beeinträchtigungen

Familiäre Risikofaktoren	Soziale Risikofaktoren	Personale Risikofaktoren[a]
Scheidung oder Trennung der Eltern	Geringe soziale Unterstützung	Schwieriges Temperament
Ungünstige Erziehungspraktiken	Ungünstiger Peer-Einfluss	Chronische Erkrankungen
Familiäre Konflikte	Negative Schul- oder Arbeitserfahrungen	Vereinzelte Hinweise auf: Mangel an Selbstvertrauen, Selbstwirksamkeit, sozialen Fähigkeiten
Gewalterfahrungen	Arbeitslosigkeit	
Fremdunterbringung	Ausgrenzungserfahrungen	
Niedriger sozio-ökonomischer Status	Häufige Wechsel des Wohnortes	
Wiederheirat bzw. wechselnde Partnerschaften der Eltern	Verlust von Freund:innen	
Erkrankungen der Eltern	Schulden	
Verluste innerhalb der Familien	Zugang zu Drogen	
	Prekäre Wohnsituation	
	Gewalterfahrungen	

Quelle: Lankmayer und Rigler (2016a, S. 102)

Anmerkung:
a) Durch ursprüngliche Fragestellung der Interviews wurden diese nur ansatzweise erfasst.

faktoren. Hilfe und Unterstützung durch Einrichtungen kam oft spät beziehungsweise waren nicht ausreichend. So berichtete eine Befragte (Fallbeispiel NORA, Lankmayer und Rigler 2016a, S. 110-113) zwar, dass sie mehrfach temporär in Kriseninterventionszentren war, ein Abgleiten in eine spätere Drogenkarriere konnte dadurch aber nicht verhindert werden.

Zusammenfassend lässt sich festhalten, dass das Auftreten von psychischen gesundheitlichen Beeinträchtigungen bei NEET-Jugendli-

Tabelle 3: Schutzfaktoren von NEET-Jugendlichen mit psychischen gesundheitlichen Beeinträchtigungen

Personale Ressourcen	Familiäre Ressourcen	Soziale Ressourcen	
Problemeinsicht/ Problemwahrnehmung	Unterstützung durch Eltern bzw. Elternteil	Unterstützungsangebote (Übergangsangebote, Sozialarbeit, Kinder- und Jugendhilfe, Psychotherapie etc.)	Quelle: Lankmayer und Rigler (2016a, S. 108)
Zielstrebigkeit	familiäre Bezugsperson (Großvater/-mutter, Cousine/Cousin etc.)		
Optimismus			
Spiritualität		positiver Peer-Einfluss/Freundschaften	
	enge Geschwisterbindung		
		stabile Beziehung/ Partnerschaft	
		aktive Freizeitgestaltung/Hobbys	

chen gut durch das Konzept der Risiko- und Schutzfaktoren erklärt werden kann. Das Konzept ist auch geeignet, um zu erklären, warum nicht bei allen NEET-Jugendlichen psychische gesundheitliche Belastungen auftreten. In diesem Fall können andere Stressreaktionen auftreten oder ausreichend Schutzfaktoren vorliegen, die die negativen Effekte von Risikofaktoren abfedern. Schließlich ermöglicht das Konzept auch Erklärungen für den nicht einheitlichen Forschungsstand zu den Auswirkungen der Covid-19-Pandemie. Die mit der Pandemie verbundenen Maßnahmen können zum Wegfall von sozialen Beziehungen zu Freunden oder der emotionalen Unterstützung durch eine Lehrkraft und gleichzeitig zu einer Zunahme von familiären Konflikten geführt haben. In diesem Fall ist eine Zunahme des Risikos von psychischen gesundheitlichen Beeinträchtigungen zu erwarten. Die Maßnahmen können aber auch dazu geführt haben, dass Eltern mehr Zeit für ihre Kinder hatten, was deren Wohlbefinden erhöht und die Wahrscheinlichkeit von psychischen gesundheitlichen Beeinträchtigungen mindert. Anhand der Studie von Zandonella und Hoser (2022) ist aber von deutlichen Zunahmen an familiären Konflikten auszugehen. Von schweren Konflikten zuhause berichten 27% aller Befragten an einzelnen Tagen in den vergangenen Wochen. Unter den befragten Jugendlichen berichten sogar 54% von schweren Konflikten zu Hause an einigen Tagen. Es ist daher davon auszugehen, dass die Covid-19-Pandemie und die Maßnahmen zur Eindämmung dazu geführt haben, dass soziale Risikofaktoren, wie Arbeitslosigkeitserfahrungen oder familiäre Konflikte, zugenommen haben und Schutzfaktoren, wie positiver Peer-Einfluss oder aktive Freizeitgestaltung, erschwert wurden, woraus sich die Vermutung ableiten lässt, dass die psychischen Beeinträchtigungen bei allen Jugendlichen gestiegen sind.

3. Handlungsempfehlungen

Aus der zusammenfassenden Darstellung des Zusammenwirkens von NEET-Status und psychischen gesundheitlichen Beeinträchtigungen lässt sich ableiten, welche Maßnahmen grundsätzlich erforderlich wären, um gesundheitliche psychische Probleme bei NEET-Jugendlichen zu vermeiden. Notwendig sind:

- Maßnahmen, die bereits bei den biografisch zurückliegenden Ursachen ansetzen und diese zu vermeiden versuchen. Sie sollten möglichst früh einsetzen. Zentral sind daher „Frühe Hilfen".
- Maßnahmen zur Vermeidung eines frühen Schulabbruchs, der einer der Hauptursachen einer späteren Ausgrenzungsgefährdung ist.
- Maßnahmen, die das Auftreten eines NEET-Status, insbesondere eines inaktiven NEET-Status, vermeiden.

• Maßnahmen, die das Auftreten beziehungsweise die Verstärkung von psychischen gesundheitlichen Problemen vermeiden.

Erforderlich sind individuelle, ganzheitliche, niederschwellige und nachhaltige Angebote (Mawn et al. 2017; Bacher et al. 2014; Bacher et al. 2016a; Santos-Brien 2018; Bacher 2020). Dadurch kann der Tatsache Rechnung getragen werden, dass unterschiedliche Konstellationen von Risiko- und Schutzfaktoren zu einem NEET-Status und zu psychischen gesundheitlichen Problemen führen. Ganzheitlich bedeutet, dass Jugendliche als jeweilige Personen im Fokus stehen und nicht nur ein Problembereich und dass auch das Umfeld mitberücksichtigt wird. Das Angebot sollte zudem leicht zugänglich sein. Erforderlich sind hierbei auch aufsuchende Angebote (Sailer und Tamesberger 2013), damit jene Jugendliche, die Scheu haben, sich an bestimmte Angebote zu wenden, erreicht werden. Nachhaltigkeit bedeutet, dass eine Rückkehr in eine NEET-Situation oder eine Krankheitssituation vermieden wird. Dafür ist einerseits eine gute und individuelle Vorbereitung auf ein Verlassen der NEET-Situation wichtig, zum anderen eine Nachbetreuung nach einem erfolgreichen Ausstieg aus NEET erforderlich.

Gefordert ist in der Regel das Zusammenwirken mehrerer (Unterstützungs-)Systeme, wie jenem der Gesundheitsversorgung, der psycho-sozialen Dienste und jenen der Schule und der arbeitsmarktpolitischen Maßnahmen. Um einerseits den Anforderungen nach Individualität, Ganzheitlichkeit, Niederschwelligkeit und Nachhaltigkeit Rechnung zu tragen und andererseits das spezifische professionelle Wissen, unterschiedliche Systeme nutzen zu können, wäre eine zentrale Anlaufstelle erforderlich, die den Jugendlichen durchgehend betreut, die Ursachen mit ihm/ihr abklärt, ein für ihn/sie zugeschnittenes Angebot entwickelt und an die jeweiligen Stellen vermittelt, ihn/sie aber weiterhin betreut. Viele Initiativen in dem psycho-sozialen Bereich sind oft projektfinanziert. Das bedeutet, dass relativ viel Zeit für die Einwerbung von Fördermittel aufgebracht werden muss und in dem Fall, wo dies nicht erfolgreich ist, geht Know-how verloren. Es wäre daher wünschenswert, wenn längerfristige Perspektiven bestehen würden. Geht man nun der Frage nach, inwiefern entsprechende Angebote bestehen, so ergibt sich nachfolgendes Bild, wobei wir uns auf die Versorgung im Gesundheitsbereich konzentrieren. Für die Angebote in anderen Bereichen siehe zum Beispiel Lankmayer und Rigler (2016b), Bacher (2020) und Tamesberger und Bacher (2021) sowie die Berichte des AMS zur Arbeitsmarktforschung (AMS 2022) oder jene des Ministeriums zur Arbeitsmarktpolitik (BMASK 2012).

Bezüglich der stationären Versorgung für Menschen mit psychischen Beschwerden zeigt ein Bericht der Statistik Austria (Prammer-Waldhör 2021) deutlich, dass bereits vor Ausbruch der Pandemie Plätze in der stationären Psychotherapie knapp waren. Demnach überstieg der österreichweite Bedarf an Krankenhausbetten in psychiatrischen Abteilungen in der Akutversorgung bereits in den Jahren vor 2019 das tatsächliche Angebot deutlich (Bedarf: 4.719 Betten. Vorhanden: 4.465), wobei rund ein Fünftel des Fehlbestands auf die Kinder- und Jugendpsychiatrie entfiel. Durch die Covid-19-Pandemie trat eine ungeplante, weitere Verschärfung der Versorgungslage ein: Um über genügend Bettenkapazitäten für die Behandlung von Covid-19-Patienten:innen zu verfügen, wurden laut einer Studie von Grabenhofer-Eggerth und Sator (2020) auch Ressourcen aus den psychiatrischen Abteilungen dafür vorgehalten. Weiters kam es durch Krankenstände, Quarantäne und Kündigungen zu immer größeren Personalengpässen. Im Ergebnis muss eine höhere Anzahl an Patienten:innen von immer weniger Fachärzten:innen und Pflegekräften geschultert werden, weil sich auch immer weniger Menschen vorstellen können, unter diesen Bedingungen zu arbeiten.

Der hohe Andrang in den Krankenanstalten steht auch mit den Versorgungsengpässen im niedergelassenen Bereich in einem engen Zusammenhang. Die Gesundheit Österreich GmbH (Grabenhofer-Eggerth und Sator 2020) stellte in ihrem Bericht fest, dass die Nachfrage nach Psychotherapie als Sachleistung aufgrund der Kontingentierung des Angebots nicht befriedigt werden kann. Denn in Österreich ist die Anzahl an kassenfinanzierten Therapieplätzen begrenzt. Eine Clearingstelle nimmt die Reihung der Patienten:innen nach Dringlichkeit vor. Obwohl die Zahl jüngst um 20.000 Plätze erhöht wurde (APA 29.06.2020), entstehen lange Wartezeiten, wenn man kein Notfall ist. Jene, die es sich leisten können, weichen in der Folge auf private Psychotherapeuten:innen aus, deren Stundensätze zwischen 70 und 150 Euro liegen (Psyonline.at 2021/22). Diese Kosten müssen von den Hilfesuchenden großteils selbst getragen werden, da der Zuschuss der Krankenversicherung begrenzt ist. Jener der Österreichischen Gesundheitskasse (ÖGK) beispielsweise betrug 2021 nur 28,93 Euro (Psyonline.at 2021/22). Gerade für Jugendliche, die über kein Einkommen verfügen, kommt ein Wahltherapeut im Regelfall damit nicht in Frage.

Umso wichtiger wäre eine niederschwellige Betreuung vor Ort – beispielsweise an den Schulen. Doch in Österreich standen im Jahr 2021 für 1,1 Millionen Schüler:innen nur 181 Schulpsychologen:innen zur Verfügung (ORF 24.05.2021). Zu wenige, um hier wirksam helfen zu können, da es sich häufig um Probleme handelt, die nicht in wenigen Sprechstunden erledigt sind, sondern einer längeren Behandlung bedürfen. Da die Genesung oftmals nur in Kooperation mit dem Elternhaus gelingen kann, müssen auch die Erziehungsberechtigten miteinbezogen werden, um nachhaltige Lösungen zu generieren. Doch diese leiden meist selbst unter hohem Zeit- und Arbeitsdruck, wie die Studie von Zandonella und Hoser (2022) zeigt, und eine Therapie wird daher als zusätzliche Belastung wahrgenommen. Die Studie von Zandonella und Hoser (2022) verweist aber auch auf einen weiteren Problembereich, nämlich fehlende Informationen über Zugang und Möglichkeiten auf Seiten der Betroffenen. Ein kleiner Lichtblick sind die vielen von der öffentlichen Hand geförderten Angebote über gemeinnützige Vereine, die psychosoziale Unterstützung anbieten. Im Bewusstsein, dass „im Bereich der psychischen Gesundheitsversorgung pandemie-unabhängig von einer Unterversorgung auszugehen" ist (BMSGPK 2022, S. 5), hat die Regierung das Förderpaket „Gesund aus der Krise", dotiert mit 13 Millionen Euro, ins Leben gerufen. Die Bundesjugendvertretung, SOS-Kinderdorf und auch die ÖGK begrüßen diesen ersten Schritt, sehen aber deutlich mehr Bedarf an Investitionen in diesem Bereich (Kleine Zeitung 18.02.2022).

Auf Seiten der Gesundheitsversorgung wären somit aufgrund des vorhandenen Angebots und den genannten Anforderungen an Maßnahmen wünschenswert:

- Ausbau der Kinder- und Jugendpsychiatrie
- Erweiterung der Kapazitäten an kostenloser Psychotherapie
- Ausbildungsoffensive für Psychotherapie an öffentlichen Universitäten, damit die individuellen Ausbildungskosten sinken und nicht durch hohe Stundensätze an die Patient:innen weitergegeben werden (müssen)
- Verbesserung des Zugangs zu Informationen und niederschwellige Anlaufstellen

Auf Seiten der psycho-sozialen Versorgung wäre wünschenswert:

- Ausbau der Wohnformen mit hoher Betreuungsintensität
- Angebote zur Förderung der elterlichen Beziehung
- Ganzheitliche Angebote (etwa Miteinbeziehen von Familie, Schule und Beruf)
- Erweiterung der Altersgrenze im Geltungsbereich der Kinder- und Jugendhilfe

Auf Seite arbeitsmarktpolitischer Angebote wäre wünschenswert:
- Bedarfsgerechter Ausbau von Schulungen und der überbetrieblichen Lehre.
- Die Ausbildungspflicht bis 18 Jahre sollte dahingehend optimiert werden, dass tatsächlich alle Jugendlichen eine Ausbildung machen.
- Die Angebote für junge Erwachsene zwischen 20 und 24 Jahren sollten deutlich ausgebaut und als Recht auf Ausbildung konzipiert werden.
- Damit längerfristige Weiterbildungsangebote leistbar sind, braucht es eine ausreichende, längerfristige finanzielle Unterstützung für junge Erwachsene.

Auf Seite der bildungspolitischen Angebote wäre wünschenswert:
- Ganztagesschulen, damit Eltern entlastet und in der Schule geübt werden kann und soziales Lernen ermöglicht wird.
- Sozialindizierte Finanzierung des Schulsystems, damit Schulen mit größeren Herausforderungen bei der Förderung der Kinder zusätzliche finanzielle Mittel erhalten.
- Ausbau des Unterstützungspersonals (Sozialarbeit, Schulpsychologie …) und des administrativen Personals.

Hinzu kommt in allen Bereichen die Herausforderung der Gewinnung beziehungsweise Bindung von Fachkräften. Diese kann neben einer besseren Entlohnung nur durch eine Verbesserung der Arbeitsbedingungen erreicht werden. Für Projekte und Initiativen in den genannten Handlungsfeldern sollte darüber hinaus eine längerfristige Finanzierung gefunden werden.

4. Fazit
Der vorliegende Beitrag diskutiert den Zusammenhang zwischen ausgrenzungsgefährdeten Jugendlichen in einer NEET-Situation

und psychischen Gesundheitsbeeinträchtigungen generell, aber auch im Kontext der Covid-19-Pandemie. Abhängig von der Definition liegt der Anteil von Jugendlichen mit psychischen Gesundheitsbeeinträchtigungen zwischen 5 und 20%, wobei Jugendliche in einer NEET-Situation ein signifikant höheres Risiko aufweisen. Vor der Pandemie waren 7,1% im Jahr 2019 der Jugendlichen im Alter von 15 bis 24 Jahren von einer NEET-Situation betroffen, ihr Anteil stieg als Folge der Pandemie auf 8,5% im Jahr 2021 und damit auch die Anzahl an ausgrenzungsgefährdeten Jugendlichen. Auf Basis des theoretischen Modells der Schutz- und Risikofaktoren ist anzunehmen, dass die Anzahl an Jugendlichen mit psychischen Beeinträchtigungen zugenommen hat. Die Covid-19-Pandemie und die Maßnahmen zur Eindämmung haben dazu geführt, dass soziale Risikofaktoren, wie Arbeitslosigkeitserfahrungen oder familiäre Konflikte, zugenommen haben und gleichzeitig Schutzfaktoren, wie positiver Peer-Einfluss oder aktive Freizeitgestaltung, erschwert wurden.

Um den psychischen Problemen bei NEET-Jugendlichen entgegenzuwirken und die Re-Integration zu fördern, ist ein Bündel an Maßnahmen notwendig, das der Individualität der Problemlage ganzheitlich, niederschwellig (inkludiert aufsuchend) und nachhaltig Rechnung trägt. Zentral ist ein Zusammenwirken von verschiedensten Politikbereichen, die Jugendliche betreffen. Angesichts des Problemausmaßes müssen rasch Kapazitäten an kostenloser Psychotherapie flächendeckend ausgebaut werden und es muss gut darüber informiert werden. Insgesamt muss es gelingen, für ausgrenzungsgefährdete Jugendliche wieder soziale Schutzfaktoren aufzubauen. Wichtiger wäre aber Prävention, die ansetzen soll sobald erste Problemlagen erkennbar sind, was bereits oft in der frühen Kindheit der Fall ist. Das ist nicht nur ökonomisch sinnvoller, sondern ergibt sich aus dem Recht des Kindes auf Gesundheit, Bildung und optimaler Förderung seiner Entwicklungschancen (Filler 2019).

Literaturverzeichnis

AMS (Hg.) (2022): Arbeitsmarktdaten und Arbeitsmarktforschung. Berichte und Auswertungen. https://www.ams.at/arbeitsmarktdaten-und-medien/arbeits-markt-daten-und-arbeitsmarkt-forschung/berichte-und-auswertungen.

APA (29.06.2020): Schritt in richtige Richtung: 20.000 zusätzliche Psychothera-pie-Plätze. Wien. Online verfügbar unter https://www.ots.at/presseaussendung/OTS_20200629_OTS0021/schritt-in-richtige-richtung-20000-zusaetzliche-psy-chotherapie-plaetze, zuletzt geprüft am 09.09.2022.

Bacher, Johann (2020): NEET-Jugendliche in Österreich: Problemausmaß, volkswirtschaftliche Kosten und Handlungsempfehlungen. In: Momentum Quarterly 9 (1), S. 18. DOI: 10.15203/momentumquarterly.vol9.no1.p18-34.

Bacher, Johann; Braun, Julius; Burtscher, Simon; Dlabaja, Cornelia; Lankmayer, Thomas; Tamesberger, Dennis (2014): Unterstützung der arbeitsmarktpolitischen Zielgruppe „NEET". Wien: ÖGB Verlag (Sozialpolitische Studienreihe, 17).

Bacher, Johann; Koblbauer, Christina; Lankmayer, Thomas; Pruckner, Gerald; Rigler, Sandra; Schober, Thomas; Tamesberger, Dennis (Hg.) (2016a): Psychi-sche und physische Gesundheitsbeeinträchtigung im Jugendalter. Im Auftrag des Bundesministeriums für Arbeit, Soziales und Konsumentenschutz. Linz.

Bacher, Johann; Koblbauer, Christina; Lankmayer, Thomas; Pruckner, Gerald; Rigler, Sandra; Schober, Thomas; Tamesberger, Dennis (2016b): Zusammenfas-sung und Schlussfolgerung. In: Johann Bacher, Christina Koblbauer, Thomas Lankmayer, Gerald Pruckner, Sandra Rigler, Thomas Schober und Dennis Tamesberger (Hg.): Psychische und physische Gesundheitsbeeinträchtigung im Jugendalter. Im Auftrag des Bundesministeriums für Arbeit, Soziales und Konsumentenschutz. Linz, S. 138–153.

Bacher J., Beham-Rabanser M. & Forstner M., 2022: Can work value orienta-tions explain the gender wage gap in Austria?, International Journal of Sociology, https://doi.org/10.1080/00207659.2022.2042114

Bacher J., Kannonier-Finster W., Ziegler M. (HG.), 2022: Akteneinsicht. Marie Jahoda in Haft. Innsbruck u.a.-StudienVerlag, https://www.studienverlag.at/produkt/6161/akteneinsicht/

Bacher J., Moosbrugger R., 2021: Schrumpfende Bildungserträge in der Mitte. In: Verwiebe R., Wiesböck L. (Hg.): Mittelschicht unter Druck. Springer VS, Wiesbaden. https://doi.org/10.1007/978-3-658-31523-8_5

BMASK (2012): Aktive Arbeitsmarktpolitik in Österreich 1994-2012: Hg. v. Bundesministerium für Arbeit, Soziales und Konsumentenschutz. Wien.

BMSGPK (2022): Sonderrichtlinie „Gesund aus der Krise". BMSGPK. Wien. Online verfügbar unter https://www.sozialministerium.at/Themen/Gesundheit/Nicht-uebertragbare-Krankheiten/Psychische-Gesundheit/Sonderrichtlinie--Ge-sund-aus-der-Krise-.html, zuletzt geprüft am 09.09.2022.

Bohl, Christin; Karnaki, Pania; Cheli, Simone; Fornes Romero, Gertrudis; Glavak Tkalić, Renata; Papadopoulos, Eva et al. (2022): Psychische Belastung von Kindern und Jugendlichen in der Coronazeit. In: Präv Gesundheitsf. DOI: 10.1007/s11553-022-00946-0.

Dale, Rachel; Jesser, MMag. Andrea; O´Rourke, Teresa; Probst, Thomas; Humer, Elke; Pieh, Christoph (2021): Mental health burden of high school students 1.5 years after the beginning of the COVID-19 pandemic in Austria.

Duong, Diana (2022): Did the COVID-19 pandemic cause the predicted „tsunami" of mental health crises? In: CMAJ : Canadian Medical Association journal = journal de l'Association medicale canadienne 194 (26), E919-E920. DOI: 10.1503/cmaj.1096005.

Eurofound (2012): NEETs – Young people not in employment, education or training: Characteristics, costs and policy responses in Europe. Hg. v. Publications Office of the European Union. Luxembourg.

Eurostat (2022): Datenbank. Verfügbar unter Home - Eurostat. Hg. v. Eurostat. https://ec.europa.eu/eurostat/de/home, zuletzt geprüft am 02.09.2022.

Filler, Ewald (2019): Die Rechte von Kindern und Jugendlichen. Bundeskanzleramt Österreich. Wien.

Furlong, Andy (2007): The zone of precarity and discourses of vulnerability: NEET in the UK(Comparative Studies on NEET, Freeter, and Unemployed Youth in Japan and the UK). In: Journal of Social Sciences and Humanities. (381), S. 101–121.

Grabenhofer-Eggerth, Alexander; Sator, Marlene (2020): Psychotherapie als Sozialversicherungsleistung - Inanspruchnahme und Finanzierung. Gesundheit Österreich. Wien.

Gutmann, Maria Teresa (2013): Psychische Gesundheit und Psychopathologie von Kindern und Jugendlichen. Eine Synthese von kindbezogenen, familienbezogenen und migrationsbezogenen Risiko- und Schutzfaktoren. Graz: Dissertation.

Heckman, James J.; Moon, Seong Hyeok; Pinto, Rodrigo; Savelyev, Peter A.; Yavitz, Adam (2010): The Rate of Return to the High/Scope Perry Preschool Program. In: Journal of public economics 94 (1-2), S. 114–128. DOI: 10.1016/j.jpubeco.2009.11.001.

Hirtenlehner H., Leitgöb-Guzy N., & Bacher J., 2022: Hebt ein gesteigertes Vertrauen in die Polizei das kriminalitätsbezogene Sicherheitsbefinden?: Instrumentalvariablenanalysen im Bezugsrahmen der Beruhigungshypothese Monatsschrift für Kriminologie und Strafrechtsreform, vol. 105, no. 1, 2022, pp. 1-16, https://doi.org/10.1515/mks-2021-0115

Hirtenlehner H., Bacher J., Leitgöb H. & Schartmueller D., 2021: Do Morality and Self-Control Protect from Criminogenic Peer Influence? Testing Multidimensional Person–Environment Interactions, Justice Quarterly, https://www.tandfonline.com/doi/full/10.1080/07418825.2021.1903069

Hurrelmann, Klaus; Quenzel, Gudrun (2016): Lebensphase Jugend. Eine Einführung in die sozialwissenschaftliche Jugendforschung. 13., überarbeitete Auflage. Weinheim, Basel: Beltz Juventa (Grundlagentexte Soziologie). http://www.beltz.de/fileadmin/beltz/leseproben/978-3-7799-2619-1.pdf.

Kleine Zeitung (18.02.2022): Bei Jungen „brennt es an allen Ecken und Enden". Graz. https://www.kleinezeitung.at/politik/innenpolitik/6100911/Psychologische-Hilfe-kommt_Bei-Jungen-brennt-es-an-allen-Ecken-und, zuletzt geprüft am 09.09.2022.

Lankmayer, Thomas; Rigler, Sandra (2016a): Risikofaktoren und Ressourcen – Ergebnisse der Reanalyse der qualitativen Interviews mit NEET-Jugendlichen. In: Johann Bacher, Christina Koblbauer, Thomas Lankmayer, Gerald Pruckner, Sandra Rigler, Thomas Schober und Dennis Tamesberger (Hg.): Psychische und physische Gesundheitsbeeinträchtigung im Jugendalter. Im Auftrag des Bundesministeriums für Arbeit, Soziales und Konsumentenschutz. Linz, S. 87–113.

Lankmayer, Thomas; Rigler, Sandra (2016b): Unterstützungsangebote für Jugendliche mit psychischen Beeinträchtigungen in OÖ – Ergebnisse der ExpertInnenbefragung. In: Johann Bacher, Christina Koblbauer, Thomas Lankmayer, Gerald Pruckner, Sandra Rigler, Thomas Schober und Dennis Tamesberger (Hg.): Psychische und physische Gesundheitsbeeinträchtigung im Jugendalter. Im Auftrag des Bundesministeriums für Arbeit, Soziales und Konsumentenschutz. Linz, S. 114–137.

Mawn, Lauren; Oliver, Emily J.; Akhter, Nasima; Bambra, Clare L.; Torgerson, Carole; Bridle, Chris; Stain, Helen J. (2017): Are we failing young people not in employment, education or training (NEETs)? A systematic review and meta-analysis of re-engagement interventions. In: Systematic reviews 6 (1), S. 16. DOI: 10.1186/s13643-016-0394-2.

ORF (24.05.2021): Derzeit 181 Schulpsychologen für 1,1 Millionen Schüler. https://orf.at/stories/3214497/, zuletzt geprüft am 08.09.2022.

Prammer-Waldhör, Michaela (2021): Stationäre psychiatrische Akutversorgung in Österreich. In: Statistische Nachrichten (10), S. 787–803.

Psyonline.at (2021/22): Überblick: Kosten der Psychotherapie. bestNET.Konzept. Wien. Online verfügbar unter https://www.psyonline.at/contents/7437/ueberblick-kosten-der-psychotherapie, zuletzt geprüft am 08.09.2022.

Sailer, Baldur; Tamesberger, Dennis (2013): NEET-Jugendliche und politische Partizipation. Der Beitrag der sozialräumlichen Jugendarbeit zur Steigerung der politischen Partizipation. In: Momentum Quarterly 2 (4), S. 168–182.

Santos-Brien, Ruth (2018): Effective outreach to NEETs. Experience from the ground. Hg. v. European Commission: Publications Office of the European Union. Luxembourg.

Tamesberger, Dennis; Bacher, Johann (2021): Jugendarbeitslosigkeit und Jugendbeschäftigung in der Corona-Krise 2020. In: WISO 44 (1), S. 33–61.

Weltgesundheitsorganisation (2019): Psychische Gesundheit – Faktenblatt. Hg. v. Weltgesundheitsorganisation - Regionalbüro Europa. Kopenhagen. Online verfügbar unter https://www.euro.who.int/__data/assets/pdf_file/0006/404853/MNH_FactSheet_DE.pdf, zuletzt geprüft am 12.08.2022.

Wustmann, Corina (2007): Teil B: Resilienz. In: Wassilios E. Fthenakis, Kristin Gisbert, Wilfried Griebel, Hans-Rainer Kunze, Renate Niesel und Corina Wustmann (Hg.): Auf den Anfang kommt es an. Perspektiven für eine Neuorientierung frühkindlicher Bildung. Unveränderter Nachdruck. Berlin, S. 119–190.

Zandonella, Martina; Hoser, Bernhard (2022): Zur psychosozialen Situation der Oberösterreicher*innen während der Pandemie. SORA. Wien.

Kinder, die pflegen

Was „Young Carers" tun und was sie brauchen

Von Martin Nagl-Cupal

Assoz. Prof. Dr. Martin Nagl-Cupal, Leiter des Instituts für Pflegewissenschaft der Universität Wien.

Auf der ganzen Welt gibt es Kinder und Jugendliche, die sich regelmäßig um ein krankes oder pflegebedürftiges Familienmitglied kümmern. Diese pflegenden Kinder und Jugendlichen werden international häufig als „Young Carers", aber auch als „Young Caregivers" und vor allem in skandinavischen Ländern als „Children who are next of kin" bezeichnet (Leu & Becker, 2017). In Österreich und generell im deutschsprachigen Raum hat sich der Begriff „Young Carers" durchgesetzt (Frech et al., 2019). In England wurde diese Gruppe erstmalig Anfang der 1990er Jahre in der Forschung thematisiert. In Österreich sollte es zu diesem Zeitpunkt noch über 20 Jahre dauern. Dem Begriff „Young Carers" liegt das Sich-um-einen-Anderen-Sorgen zugrunde. Das ist insofern bemerkenswert, weil von einem medizinischen und psychologischen Hintergrund ausgehend diese Kinder fast ausschließlich als Kinder kranker Eltern (physisch, somatisch) betrachtet und die sozialen Verantwortungen, die Kinder innerhalb der Familie bei Krankheit übernehmen, dabei kaum wahrgenommen wurden (Romer & Haagen, 2007).

Die genaue Definition von „Young Carers" hat sich über die Jahre immer wieder verändert. Wir folgen im Wesentlichen der aus Großbritannien stammenden Definition, wonach „Young Carers" Kinder und Jugendliche unter 18 Jahren sind, die ein anderes Familienmitglied pflegen, ihm helfen oder es unterstützen. Sie übernehmen, oft regelmäßig bedeutende oder umfangreiche Betreuungsaufgaben und übernehmen ein Maß an Verantwortung, das normalerweise mit einem Erwachsenen assoziiert ist. Bei der zu betreuenden Person handelt es sich häufig um einen Elternteil, aber auch um Geschwister, Großeltern oder andere Verwandte, die behindert sind oder an einer chronischen körperlichen oder psychischen Krankheit leiden oder einem anderen Zustand, der mit dem Bedarf an Pflege und Betreuung verbunden ist (Becker, 2000, S. 378).

Prävalenz

Die Prävalenz kindlicher Pflege lässt sich nur sehr schwer exakt bestimmen. Bis wann Unterstützungshandlungen durch Kinder normal sind und ab wann ein Kind als „pflegend" bezeichnet werden kann, ist nicht genau definiert. Weiters haben unterschiedliche Zugänge zur Gruppe in der Forschung über die Zeit zu unterschiedlichen Ergebnissen geführt. Dazu kommt, dass Kinder und Jugendliche sich selber nicht als „pflegend" bezeichnen, sich selber nicht in dieser Rolle sehen und dies auch eher aus Scham oder Angst verneinen (Metzing, 2007).

In Österreich wurde 2012 eine große Prävalenzstudie an Schulen durchgeführt. Dabei wurden auf Basis einer Zufallsstichprobe Kinder zur Unterstützung im Falle von Krankheit in der Familie befragt und die Anzahl der „Young Carers" auf Basis eines Modells ermittelt. Hierbei wurde eine Quote von 3,5% errechnet. Das heißt, es ist davon auszugehen, dass in Österreich zumindest 42.000 Kinder und Jugendliche bis zum 18. Lebensjahr als „Young Carers" bezeichnet werden können (Nagl-Cupal et al., 2014). Deutschland und die Schweiz führten später ähnliche Studien durch und ermittelten einen Anteil von 6,1% (Deutschland) beziehungsweise 7,9% (Schweiz). Wenngleich die Ergebnisse vermutlich aus methodischen

Gründen voneinander abweichen, unterstützen diese die Annahme, dass 2-8% der Minderjährigen in westlichen Ländern signifikante Betreuungsaufgaben in der Familie übernehmen (Joseph et al., 2019), wenngleich auch beträchtliche Abweichungen nach oben (12%) publiziert sind (Robison et al., 2020).

Was tun „Young Carers"?
Das was „Young Carers" tun, unterscheidet sich nur wenig davon, was erwachsene pflegende Angehörige tun. Das Spektrum reich von a) Haushaltstätigkeiten, etwa Kochen, Putzen, Staubsaugen, schwere Sachen tragen, b) körperlicher Pflege, beispielsweise An- und Auskleiden, Körperpflege, Hilfe mit Medikamenten, c) emotionaler Pflege, wie Gesellschaft leisten, aufpassen, bis hin zu d) Unterstützung von jüngeren, gesunden Geschwistern, zum Beispiel in die Schule bringen, aufpassen, Hausaufgaben machen (Dearden & Becker, 2004; Joseph et al., 2009; Metzing, 2007). Die Kinder leben auch in permanenter Bereitschaft, falls ihre Hilfe benötigt wird, und sie reden oft nicht darüber. Damit verfolgen sie das Ziel, trotz Pflege und Krankheit als Familie so normal wie möglich leben zu können (Metzing, 2007). Die Arten und das Ausmaß der Unterstützung variieren natürlich individuell sehr stark. Die österreichischen Daten zeigen aber auch, dass beträchtlich viele Kinder und Jugendliche (13,5%) zwischen 25 und 30 Stunden pro Woche in dieser Rolle aktiv sind (Nagl-Cupal et al., 2014).
Die geleistete Unterstützung ist in einen normativen Rahmen von familiären Verpflichtungen und Verantwortlichkeiten eingebettet. Wahlmöglichkeit sehen Kinder und Jugendliche dabei selten (Gowen et al., 2021). Sie nehmen ihre Tätigkeiten nicht als etwas Außergewöhnliches, sondern als etwas Alltägliches wahr, das zum Teil, analog zu einer chronischen Erkrankung, immer schon da war. Deshalb sehen sie sich selber auch nicht als Pflegende (Smyth et al., 2010). Fragt man sie nach den Gründen, zeigt sich ein Bild, das stark

die innerfamiliären Beziehungen und die Beziehung zum hilfsbedürftigen Familienmitglied betont: Das kranke Familienmitglied nicht alleine lassen wollen, das Gefühl, gebraucht zu werden oder es aus Liebe und Zuneigung machen (Nagl-Cupal et al., 2014).

Viele Studien haben sich im Laufe der Zeit damit beschäftigt, wie sich kindliche Pflege auf die Betroffenen auswirkt. Vor allem wird Pflegeverantwortung im Kindes- oder Jugendlichenalter mit einer Reihe von negativen Auswirkungen assoziiert. Studien (Chikhradze et al., 2017; Hendricks et al., 2021) ordnen die mit der Pflege verbundenen negativen Auswirkungen oft wie folgt:

Psychosoziale Auswirkungen

Hier stehen oft die Angst und die Sorge um das kranke Familienmitglied im Vordergrund. Manche empfinden Schuldgefühle, weil sie sich selber die Schuld an der Erkrankung oder dem mangelnden Gesundheitsfortschritt zuschreiben. Manche empfinden Schamgefühle und fühlen sich stigmatisiert, weil sie denken, etwas zu tun, was von anderen nicht akzeptiert wird. Manche werden in ihrer Rolle von Gleichaltrigen gehänselt, haben wenig Freunde, unternehmen wenig mit Gleichaltrigen und sie haben niemanden, mit dem sie über ihre Situation reden können. Dies führt vermehrt dazu, dass sie sich ausgegrenzt oder sozialer isoliert fühlen. Es kann zu Veränderungen von familiären Beziehungen kommen und zu teilweiser oder vollständiger Übernahme einer Erwachsenenrolle. Gerade bei kranken Geschwisterkindern fühlen sie sich oft von den Eltern vernachlässigt.

Schulische Auswirkungen

„Young Carers" haben häufig Probleme, schulische Herausforderung aufgrund der häuslichen Situation bewältigen zu können. Manchmal gehen krankheitsbedingte Fehlzeiten damit einher. Dies führt wiederum zu Verschlechterung der schulischen Leistungen. In späterer Folge kann es dazu führen, dass sich „Young Carers" bewusst nicht für eine höhere schulische Bildung entscheiden oder diese auch abbrechen (Becker & Sempik, 2019).

Körperliche Auswirkungen
„Young Carers" berichten auch von manifesten körperlichen Symptomen im Zusammenhang mit der Pflege. Hier tun sich zum Beispiele Schlafstörungen oder eine permanente Müdigkeit hervor, aber auch Kopf- und Rückenschmerzen. Die Annahme, dass Kinder in dem Alter generell unter eine Vielzahl von diffusen Symptomen leiden, mag zwar zutreffen. Die Österreichische Prävalenzstudie zeigte aber sehr deutlich, dass solche Symptome im Vergleich zu nicht-pflegenden Kindern und Jugendlichen signifikant häufiger auftreten (Nagl-Cupal et al., 2014). So verwundert es auch nicht, dass die gesundheitsbezogene Lebensqualität von „Young Carer" im Vergleich zu „Nicht-Young Carers" signifikant schlechter eingeschätzt wird (Leu et al., 2019; Metzing et al., 2020).
Nicht zwangsläufig ist die Pflege eines Familienmitglieds mit negativen Auswirkungen verbunden. Es werden auch immer wieder positive Auswirkungen im Zusammenhang mit der Pflege betont. Manche Kinder und Jugendliche erleben laut eigenen Angaben eine frühere Reife im Vergleich zu Gleichaltrigen, oft schätzen sie es auch, Verantwortung zu übernehmen, weil sie dadurch Wertschätzung, Anerkennung und Dankbarkeit erfahren, vor allem durch das kranke Familienmitglied. Einige sehen es auch als Möglichkeit, viel Zeit mit dem kranken Familienmitglied verbringen zu können. Und einige erwachsene, ehemalige „Young Carers" fühlen sich nachträglich betrachtet durch diese Erfahrungen besser für das Leben vorbereitet (Nagl-Cupal, Metzing, et al., 2015; Roling et al., 2020).

Sowohl die Tätigkeiten als auch die mit der Pflege verbundenen Auswirkungen variieren individuell sehr stark und hängen von diversen Mechanismen und Einflussfaktoren ab. Zum Beispiel der Familiengröße, der Bereitschaft anderer, sich in die Pflege zu involvieren, der Anwesenheit und des Ausmaßes professioneller Unterstützung oder der Art der Erkrankung (Janes et al., 2022). Die Literatur macht auch deutlich, dass manche Kinder und Jugendliche vergleichsweise unbelastet durch diese Zeit gehen, obwohl sie objektiv ein hohes Ausmaß an Pflege und Betreuung leisten. Ein Grund kann in der Fähigkeit liegen, Ressourcen zu mobilisieren, die ihnen eine vergleichsweise normale und altersadäquate Entwicklung ermöglichen. Die Fähigkeit und Möglichkeit, abzuschalten und eine pflegefreie Zeit zu verbringen, Ablenkung von Sorgen und Problemen finden, sinnvolle Freundschaften entwickeln und fördern, Unterstützung von anderen Familienmitgliedern erfahren oder Verbundenheit mit dem kranken beziehungsweise pflegebedürftigen Familienmitglied herstellen oder erhalten, sind solche Ressourcen (Matzka & Nagl-Cupal, 2020).

Was brauchen „Young Carers"?
Das was „Young Carers" zur Bewältigung ihrer Situation brauchen, hängt einerseits stark von ihren individuellen Bedürfnissen ab und ist andersseits untrennbar mit ihrer familiären Situation verbunden. In einer schon vor längerer Zeit erschienenen Studie wurde ein Rahmenkonzept zur Unterstützung von „Young Carers" in Österreich entwickelt (Nagl-Cupal, Daniel, et al., 2015). Das dabei entstandene Wirkmodell hebt zusammengefasst drei Bündel an Maßnahmen hervor, die nach wie vor, zumindest in Österreich, nichts an Aktualität eingebüßt haben.
Unmittelbare Unterstützungsmaßnahmen setzen direkt an den Bedürfnissen der Kinder und Jugendlichen an, die in einigen Ländern im Mittelpunkt einer bereits beträchtlichen Anzahl spezieller Unterstützungsprogramme stehen. In Großbritannien werden gegenwärtig rund 350 auf lokaler Ebene angesiedelte Unterstützungsprogramme gezählt (Phelps, 2021). Programme zur Unterstützung (support)

und Milderung (mitigation) verfolgen das Ziel, „Young Carers" unmittelbar in ihrer pflegerischen Tätigkeit zu entlasten oder ihnen dabei zu helfen, mit der Pflegeverantwortung besser umzugehen zu können und ihre Widerstandskraft (Resilienz) zu steigern. In Österreich sind solche Unterstützungsprogramme eher sehr handverlesen (etwa Superhands der Johanniter, Juniorcamp des Österreichischen Roten Kreuzes). Maßnahmen, die auf die Prävention kindlicher Pflege abzielen, konzentrieren sich auf die Vermeidung einer altersunangemessenen Pflegerolle. Sie sollen primär helfen, den Eintritt von Kindern in die Pflege zu vermeiden. Sofern eine Pflegerolle bereits übernommen und etabliert ist, sollen das Ausmaß der kindlichen Unterstützung reduziert und negative Auswirkungen auf die Kinder und Jugendlichen vermieden werden (Purcal et al., 2012). Dieser Ansatz verfolgt eine starke familien- und netzwerkorientierte Haltung, bei der sowohl auf die Bedürfnisse der Kinder als auch auf jene der Familie Bezug genommen wird.

Ein Großteil der Bedürfnisse von „Young Carers" und somit auch die Unterstützungsmaßnahmen weist in Richtung, ein ganz normales Kind zu sein, bei dem die Pflegeverantwortung keine oder nur eine geringe Rolle spielt. Dies umschließt auch die Möglichkeit, mit Freund:innen/Peers zusammen zu sein, mit anderen, gegebenenfalls ebenfalls „Young Carers", über ihre Situation zu Hause reden zu können und Auszeit von der Pflege zu haben. Dabei wollen „Young Carers" Zeit verbringen, die sie nach ihren persönlichen Vorlieben gestalten können (Chikhradze et al., 2017; Elf et al., 2011; Frech et al., 2021; Kavanaugh et al., 2015; McAndrew et al., 2012; Nagl-Cupal & Hauprich, 2018; Stamatopoulos, 2015).

Ein anderes Bündel an Maßnahmen orientiert sich an dem Bedürfnis, den familiären Alltag aufrechtzuerhalten (Chikhradze et al., 2017). Damit verbunden sind Maßnahmen, um mit pflege- beziehungsweise krankheitsbezogenen Aspekten besser umgehen zu können. Das betrifft vor allen Informationen über die Krankheit selber, praktische Unterstützung bei pflegebezogenen Tätigkeiten, Anleitung und Beratung im Bereich der direkten Pflege (Nagl-Cupal, Daniel, et al., 2015). Die Prävention altersangemessener Pflegeerfahrungen ist ein zentraler Anker in der Unterstützung von „Young Carers". Diese rückt, wie gesagt, die ganze Familie ins Zentrum und wie Pflege organisiert werden kann, dass sie möglichst nicht auf den Schultern der Kinder abgestützt werden muss. Dies setzt wiederum einen für die Familie angemessenen Mix aus formellen und informellen Hilfeleistungen voraus (Nagl-Cupal & Hauprich, 2018).

Unterstützung setzt voraus, dass „Young Carers" gesehen werden. In vielen Fällen fehlt es dabei an Bewusstsein. Fachkräfte aus unterschiedlichen Bereichen des Gesundheits-, Sozial- und Bildungsbereichs, die in ihrer täglichen Routine mit „Young Carers" in Berührung kommen, sind sich deren Existenz oft nicht bewusst (Justin et al., 2021; Leu et al., 2020). Dies liegt vor allem daran, dass Kinder klassischerweise nicht als pflegende Angehörige betrachtet werden. Viele erkennen „Young Carers" deshalb als solche auch nicht, selbst wenn sie unmittelbar mit ihnen zu tun haben (Nagl-Cupal & Hauprich, 2020). Großbritannien ist, wie erwähnt, jenes Land, das seit Jahren die stärksten Impulse zur Unterstützung von „Young Carers" setzt. Bewusstseinskampagnen für jene Berufsgruppen, die potenziell mit „Young Carers" zu tun haben, sind ein fixer Bestandteil davon. In Schulungen oder mittels Informationspaketen werden sie über das Thema „Young Carers" informiert sowie Strategien zur Identifizierung und zum Umgang mit Betroffenen aufgezeigt. Auch in Österreich gab es in den vergangenen Jahren immer wieder Initiativen der Bewusstseinsbildung.

Mit der Bewusstseinsbildung und Sensibilisierung ist die Erreichbarkeit von „Young Carers" sehr eng verbunden. Kindliche Pflege wächst im Verborgenen. Es liegt in der Natur des Phänomens selbst, dass darüber nicht geredet wird (Banks et al., 2002). Wie in vielen anderen Ländern sind „Young Carers" und ihre Familien deshalb auch in Österreich eine versteckte Gruppe. Teils aus Scham, teils aus Angst, dass die Familie zu Schaden kommt, reden Betroffene nur ganz selten darüber. Deshalb gestalten sich auch Erreichbarkeit und Identifizierung von „Young Carers" in der Praxis sehr schwierig, was sich aus Projekterfahrungen im Ausland (Schlarmann et al., 2011), aber auch in eigenen Erfahrungen zeigt (Nagl-Cupal & Hauprich, 2020). Erfahrungen zeigen, dass für die Erreichbarkeit von „Young Carers" ein Netzwerk notwendig ist, das sich rund um Akteursgruppen in den Bereichen Schule, Gesundheit und Soziales spinnt. Vor allem den Schulen wird hierbei eine zentrale Rolle zugesprochen. Indem zum Beispiel in gut etablierten Projekten regelmäßig Projektmitarbeiter:innen in den Schulen vor Ort sind, wird versucht, direkten Kontakt zu Schüler:innen mit vermutetem Unterstützungsbedarf herzustellen. Es sollen aber auch Lehrer:innen dabei unterstützt werden, „Young Carers" zu identifizieren, um sie an Stellen verweisen zu können, an denen sie Unterstützung erhalten. Eine Schoolnurse oder eine Schulsozialarbeiterin kann hier ebenfalls ansetzen.

Fazit

Gegenwärtig gibt es in sehr vielen Ländern Bestrebungen, das Thema „Young Carers" auf den Ebenen der Forschung, der Unterstützung und der politischen Aufmerksamkeit voranzutreiben. Im Vergleich lässt sich Österreich hier im unteren Mittelfeld einordnen (Leu et al., 2022). Dabei lässt sich leider erkennen, dass viele europäische Länder in den vergangenen Jahren sehr aktiv geworden sind, während in Österreich seit Jahren keine merkliche Veränderung erkennbar ist. Dabei ist auch deutlich, dass das Vorantreiben des Themas in Österreich oft an Einzelpersonen sowie Organisationen, denen das Thema persönlich wichtig ist, geschuldet ist. Die Verantwortung der Politik scheint mehr in der finanziellen Unterstützung einzelner Projekte als im Schaffen von greifbaren Rahmenbedingungen zu liegen. Im Gegensatz zu vielen anderen Ländern,

lassen sich in Österreich keine spezifischen Rechte von „Young Carers" erkennen. Diese sind hier von den Rechten für erwachsene
pflegende Angehörige abgeleitet. In Großbritannien schreibt zum
Beispiel der Care Act von 2014 ein obligatorisches Assessment von
„Young Carers" durch die lokalen Behörden vor. Er gibt allen „Young
Carers" das Recht auf eine Bewertung ihrer Bedürfnisse. Die lokalen
Behörden in England stehen in der Pflicht, angemessene Schritte zu
unternehmen, um festzustellen, inwieweit es in ihrem Bereich Ju-
gendliche gibt, die Unterstützung benötigen. Die derzeitige österrei-
chische Regierung hat jedoch einen sichtbaren Schritt unternom-
men, indem sie im Regierungsprogramm 2020 Bezug auf „Young
Carers" genommen hat. Konkreter ausformuliert wurde dies im
Zuge der Pflegereform-Debatte. Hier wurden folgende geplante
Maßnahmen formuliert:

1. Rechtliche Verankerung der Unterstützung,
2. die Identifizierung betroffener pflegender Kinder in ihrer unmittelbaren Umgebung durch lebensweltnahe Kontaktperso-
   nen,
3. Entwicklung eines verpflichtenden Moduls zum Thema „Young
   Carers" für pädagogische und soziale Berufe sowie
4. Altersgerechte Aufklärungs- und Informationsangebote über
   zielgruppenspezifische Medien.

Leider findet sich in der im Frühsommer 2022 vorgestellten Pflege-
reform das Thema „Young Carers" mit keinem Wort wieder. Dabei
wird es „Young Carers" immer geben. Selbst durch die besten Unterstützungsmaßnahmen werden Kinder und Jugendliche in der Familie immer helfen, wenn es aus ihrer Sicht notwendig ist. Auch andere
„Nicht-Young Carers" helfen in der Familie, allerdings weit weniger
häufig und intensiv. Und es gibt Familien, in denen Kinder trotz
Krankheit in der Familie keine Unterstützung leisten (Metzing et al.,
2020; Nagl-Cupal et al., 2014). Kinder und Jugendliche sollen davor bewahrt werden, Dinge zu tun, die sie nicht tun wollen oder

aufgrund ihres Alters und Entwicklungsstandes nicht können. Es gibt keine Definitionen, was ein akzeptables Maß an Hilfeleistungen durch Kinder und Jugendliche darstellt, was es wiederum erschwert zu beurteilen, ab wann Kinder und Jugendliche tatsächlich als „pflegend" bezeichnet werden können. Dies bleibt sehr stark kulturell und gesellschaftlich geprägt, auch wenn einige Stellen solch „unangemessene" und „exzessive" Pflege hervorheben, vor allem Tätigkeiten rund um Baden, Toilette, schweres Heben, Medikamente administrieren, Erwachsene emotional stützen oder Familienbudgets verwalten (Department for Health, 2014). Mit Bezug auf Fisher und Tronto (Becker, 2007; Fisher & Tronto, 1990) muss es allgemein das Ziel sein, Kinder und Jugendliche von einem Bereich mit hoher Verantwortung, substanzieller und regelmäßiger Pflege mit negativen Auswirkungen und Benachteiligungen (caring for) in einen Bereich der Verantwortung als normaler Teil der Sozialisation und Erziehung ohne negative Auswirkungen und Benachteiligung zu bringen (caring about).

Als jemand, der sich seit zehn Jahren mit diesem Thema beschäftigt, sehe ich in Österreich zwar gewisse Bemühungen, die aber, seit wir das Thema damals durch Forschung publik gemacht haben, bisher kaum mehr als Bemühungen geblieben sind.

Literaturverzeichnis

Banks, P., Cogan, N., Riddell, S., Deeley, S., Hill, M., & Tisdall, K. (2002). Does the covert nature of caring prohibit the development of effective services for young carers? British Journal of Guidance and Counselling, 30(3), 229-246. https://doi.org/http://dx.doi.org/10.1080/030698802100002281

Becker, S. (2000). Young carers. In M. Davies (Hg.), The Blackwell encyclopedia of social work. (378-378). Blackwell. http://permalink.obvsg.at/AC06408186

Becker, S. (2007). Global Perspectives on Children's Unpaid Caregiving in the Family. Global Social Policy, 7(1), 23-50. https://doi.org/10.1177/1468018107073892

Becker, S., & Sempik, J. (2019). Young Adult Carers: The Impact of Caring on

Health and Education. Children & Society, 33(4), 377-386. https://doi.org/ https://doi.org/10.1111/chso.12310

Chikhradze, N., Knecht, C., & Metzing, S. (2017). Young carers: Growing up with chronic illness in the family - a systematic review 2007-2017. Journal of Compassionate Health Care, 4(12). https://doi.org/https://doi.org/10.1186/s40639-017-0041-3

Dearden, C., & Becker, S. (2004). Young Carers in the UK. The 2004 report. Carers UK. http://www.lboro.ac.uk/departments/ss/centres/YCRG/youngCarers-Download/YCReport2004%5B1%5D.pdf

Elf, M., Skrster, I., & Krevers, B. (2011). ‚The web is not enough, it's a base' an explorative study of what needs a web-based support system for young carers must meet. Informatics for Health and Social Care, 36(4), 206-219. https://doi.org/https://doi.org/10.3109/17538157.2011.553298

Fisher, B., & Tronto, J. (1990). Toward a feminist theory of caring. In E. K. Abel & M. K. Nelson (Eds.), Circles of care: Work and identity in women's lives (35–62). State University of New York Press.

Frech, M., Berger, F., Rabhi-Sidler, S., Nagl-Cupal, M., Becker, S., & Leu, A. (2021). How professional support for young carers benefits from a salutogenic approach. International Journal of Care and Caring. https://doi.org/https://doi.org/10.1332/239788221X16196023939801

Frech, M., Nagl-Cupal, M., Leu, A., Schulze, G., Spitel, A.-M., & Kaiser, S. (2019). Wer sind „Young Carers"? Analyse der Begriffsverwendung im deutsch-sprachigen Raum und Entwicklung einer Definition. International Journal of Health Professions, 1(6), 19-31. https://doi.org/https://doi.org/10.2478/ijhp-2019-0004

Gowen, M. S., Hart, C. S., Sehmar, P., & Wigfield, A. (2021). '..It takes a lot of brain space': Understanding young carers' lives in England and the implications for policy and practice to reduce inappropriate and excessive care work. Children & Society, 36(1), 118-136. https://doi.org/10.1111/chso.12488

Hendricks, B. A., Kavanaugh, M. S., & Bakitas, M. A. (2021). How Far Have We Come? An Updated Scoping Review of Young Carers in the U.S. Child and Adolescent Social Work Journal, 38(5), 491-504. https://doi.org/10.1007/s10560-021-00783-8

Janes, E., Forrester, D., Reed, H., & Melendez-Torres, G. J. (2022). Young carers, mental health and psychosocial wellbeing: A realist synthesis. Child: Care, Health and Development, 48(2), 190-202. https://doi.org/10.1111/cch.12924

Joseph, S., Becker, S., Becker, F., & Regel, S. (2009). Assessment of caring and its effects in young people: development of the Multidimensional Assessment of Caring Activities Checklist (MACA-YC18) and the Positive and Negative Outcomes of Caring Questionnaire (PANOC-YC20) for young carers. Child: Care, Health and Development, 35(4), 510-520. https://doi.org/https://doi.org/10.1111/j.1365-2214.2009.00959.x

Joseph, S., Sempik, J., Leu, A., & Becker, S. J. A. R. R. (2019). Young Carers Research, Practice and Policy: An Overview and Critical Perspective on Possible

Future Directions. Adolescent Research Review. https://doi.org/10.1007/s40894-019-00119-9

Justin, P., Dorard, G., Vioulac, C., Leu, A., & Untas, A. (2021). What do French school staff know about young carers? A qualitative study about their perceptions. Psychology in the Schools, 58(8), 1531-1544. https://doi.org/https://doi.org/10.1002/pits.22510

Kavanaugh, M. S., Noh, H., & Studer, L. (2015). "It'd be nice if someone asked me how I was doing. Like, 'cause I will have an answer": exploring support needs of young carers of a parent with Huntington's disease. Vulnerable Children and Youth Studies, 10(1), 12-25. https://doi.org/https://doi.org/10.1080/17450128.2014.980370

Leu, A., & Becker, S. (2017). Young Carers. https://www.oxfordbibliographies.com/

Leu, A., Berger, F. M. P., Heino, M., Nap, H. H., Untas, A., Boccaletti, L., Lewis, F., Phelps, D., & Becker, S. (2022). The 2021 cross-national and comparative classification of in-country awareness and policy responses to 'young carers'. Journal of Youth Studies. https://doi.org/10.1080/13676261.2022.2027899

Leu, A., Frech, M., Wepf, H., Sempik, J., Joseph, S., Helbling, L., Moser, U., Becker, S., & Jung, C. (2019). Counting Young Carers in Switzerland – A Study of Prevalence. Children & Society, 33(1), 53-67. https://doi.org/https://doi.org/10.1111/chso.12296

Leu, A., Wepf, H., Sempik, J., Nagl-Cupal, M., Becker, S., Jung, C., & Frech, M. (2020). Caring in mind? Professionals' awareness of young carers and young adult carers in Switzerland. Health and Social Care in the Community, 28(6), 2390-2398. https://doi.org/https://doi.org/10.1111/hsc.13061

Matzka, M., & Nagl-Cupal, M. (2020). Psychosocial resources contributing to resilience in Austrian young carers-A study using photo novella. Research in Nursing and Health, 43(6), 629-639. https://doi.org/ https://doi.org/10.1002/nur.22085

McAndrew, S., Warne, T., Fallon, D., & Moran, P. (2012). Young, gifted, and caring: A project narrative of young carers, their mental health, and getting them involved in education, research and practice. International Journal of Mental Health Nursing, 21(1), 12-19. https://doi.org/https://doi.org/10.1111/j.1447-0349.2011.00762.x

Metzing, S. (2007). Kinder und Jugendliche als pflegende Angehörige: Erleben und Gestalten familialer Pflege. Hans Huber.

Metzing, S., Ostermann, T., Robens, S., & Galatsch, M. (2020). The prevalence of young carers – a standardised survey amongst school students (KiFam-study). Scandinavian Journal of Caring Sciences, 34(2), 501-513. https://doi.org/https://doi.org/10.1111/scs.12754

Nagl-Cupal, M., Daniel, M., & Hauprich, J. (2015). Kinder und Jugendliche als pflegende Angehörige. Konzeptentwicklung und Planung von familienorientierten Unterstützungsmaßnahmen für Kinder und Jugendliche als pflegende Angehörige. Sozialpolitische Studienreihe, Band 19. Bundesministerium für Arbeit, Soziales und Konsumentenschutz. https://www.ssoar.info/ssoar/handle/document/43949

Nagl-Cupal, M., Daniel, M., Koller, M., & Mayer, H. (2014). Prevalence and effects of caregiving on children. Journal of Advanced Nursing, 70(10), 2314-2325. https://doi.org/https://doi.org/10.1111/jan.12388

Nagl-Cupal, M., & Hauprich, J. (2018). Being we and being me: Exploring the needs of Austrian families with caring children. Health & Social Care in the Community, 26(4), e532-e540. https://doi.org/https://doi.org/10.1111/hsc.12567

Nagl-Cupal, M., & Hauprich, J. (2020). Invisible population: Understanding recruitment barriers of a nurse-led support programme for families with caregiving children in Austria. Nursing Open, 7(4), 1164-1172. https://doi.org/https://doi.org/10.1002/nop2.491

Nagl-Cupal, M., Metzing, S., & Mayer, H. (2015). Experiences of being a former young carer: Effects in the transition into adulthood and in the present life situation. Revista Eletrônica de Enfermagem. Electronic Nursing Journal., 17(4). https://doi.org/http://dx.doi.org/10.5216/ree.v17i4.34350

Phelps, D. (2021). What Changes for Young Carers? A Qualitative Evaluation of the Impact of Dedicated Support Provision for Young Carers. Child and Adolescent Social Work Journal, 38(5), 547-558. https://doi.org/10.1007/s10560-021-00790-9

Purcal, C., Hamilton, M., Thomson, C., & Cass, B. (2012). From Assistance to Prevention: Categorizing Young Carer Support Services in Australia, and International Implications. Social Policy & Administration, 46(7), 788-806. https://doi.org/https://doi.org/10.1111/j.1467-9515.2011.00816.x

Robison, O., Inglis, G., & Egan, J. (2020). The health, well-being and future opportunities of young carers: a population approach. Public Health, 185, 139-143. https://doi.org/10.1016/j.puhe.2020.05.002

Roling, M., Falkson, S., Hellmers, C., & Metzing, S. (2020). Early caregiving experiences and the impact on transition into adulthood and further life: a literature review. Scandinavian Journal of Caring Sciences, 34(3), 539-551. https://doi.org/https://doi.org/10.1111/scs.12757

Romer, G., & Haagen, M. (2007). Kinder körperlich kranker Eltern. Hogrefe.

Schlarmann, J., Metzing-Blau, S., & Schnepp, W. (2011). Implementing and Evaluating the First German Young-Carers Project: Intentions, Pitfalls and the Need for Piloting Complex Interventions. The Open Nursing Journal, 5, 38-44. https://doi.org/10.2174/1874434601105010038

Smyth, C., Blaxland, M., & Cass, B. (2010). 'So that's how I found out I was a young carer and that I actually had been a carer most of my life'. Identifying and supporting hidden young carers. Journal of Youth Studies, 14(2), 145-160. https://doi.org/http://dx.doi.org/10.1080/13676261.2010.506524

Stamatopoulos, V. (2015). Supporting young carers: a qualitative review of young carer services in Canada. International Journal of Adolescence and Youth, 1-17. https://doi.org/https://doi.org/10.1080/02673843.2015.1061568

„Ich spür, sie haben mich nicht lieb"

Gewalt an Kindern passiert im Verborgenen

Von Hedwig Wölfl

Mag.[a] Hedwig Wölfl ist Klinische Psychologin, Gesundheitspsychologin, Psychotherapeutin sowie fachliche Leiterin und Geschäftsführerin bei „die möwe" – Kinderschutz.

Desiree ist ein Einzelkind, zwölf Jahre alt und viel allein. Sie kann sich an keinen Nachmittag mehr erinnern, wo außer ihr selbst jemand in der Wohnung war. Hausaufgaben macht sie mit Hilfe des Internets, das Essen in der Mikrowelle. Oft schläft sie schon, wenn ein Elternteil nach Hause kommt. Ein gemeinsames Essen gibt es fast nur am Wochenende. Sie hat ein schönes Zimmer, der Kühlschrank ist voll, das Wlan funktioniert immer. Mama findet ihre Schulfreundinnen zu laut und zu ordinär. Niemand kommt je zu ihr nach Hause. Annika, die einzige beste Freundin aus der Volksschule, ist vergangenes Jahr nach Deutschland gezogen. Desirees Eltern haben noch ein halbes Jahr später gefragt, warum sie nicht mehr jeden Freitag nachmittags nach der Schule zu Annika auf Besuch geht wie all die Jahre davor. Das war praktisch für Mama, weil da hatte sie einmal Zeit für sich selbst. Papa kommt sowieso immer erst spät am Abend. Bei der Preisverleihung vom Malwettbewerb, den sie gewonnen hatte, war nur Oma anwesend. Immerhin.
Als Desiree selbst Corona hatte, durfte sie ihre Eltern tagelang nicht einmal am Abend oder in der Früh sehen. Es war nur erlaubt, aus

dem Zimmer oder ins Bad zu gehen, wenn sie nicht mehr da waren. Sie würde doch nicht schuld sein wollen, wenn wichtige Meetings ausfallen müssten oder Papas Berufsreise. Dafür durfte sie sich jedes Essen bestellen, das sie wollte. Aber Sushi wird auch irgendwann fad. Heimlich hatte sie sich gewünscht, ihre Eltern hätten auch Corona bekommen. Dann wären sie wenigstens gezwungen gewesen, mit ihr zu Hause zu bleiben. Das war nämlich das Beste am ersten Lockdown. Papa hat sogar fast jeden Abend mit ihr gespielt. Schrecklich ist, dass Mama und Papa seitdem dauernd streiten. Wenn Papa überhaupt heimkommt, schläft er im Arbeitszimmer. Sie pfauchen sich nur noch an, und Desiree weiß nicht, ob es schrecklicher ist, wenn sie einander böse Dinge vorwerfen oder eisig schweigen und sich aus dem Weg gehen. Letztens wollte Mama mit ihr über Scheidung reden, aber da bekam sie gleich wieder so Kopfweh, dass sie sich hinlegen musste. Desiree hat einen Namen, der nicht damit zusammenpasst, was sie erlebt. Erwünscht fühlt sie sich nicht. Geliebt auch nicht. Früher waren sie am Sonntag manchmal gemeinsam im Tierpark. Aber jetzt ist sie angeblich schon alt genug, dass sie sich selbst beschäftigen oder irgendwohin mitkommen kann wie zu einer Ausstellungseröffnung. Zumindest ist sie da nicht allein. Lieber würde sie im Internat wohnen als in ihrem einsamen Zuhause.

Gewalt an Kindern unterliegt nicht nur dem gesellschaftlichen Wandel, sondern umfasst auch ganz verschiedene Formen, die so wie in diesem Fallbeispiel nicht alle auf den ersten Blick erkennbar sind, wie Striemen oder ein blauer Fleck. Astrid Lindgren erlebte 1978 anlässlich ihres Erhalts des Friedenspreises des Deutschen Buchhandels einen veritablen Shitstorm wegen ihrer vorab übermittelten Rede „Niemals Gewalt!". In dieser gerade heute wieder aktuellen Rede beschreibt sie kritisch gesellschaftspolitische Bedingungen für den Frieden und erzählt von der bestürzenden Erkenntnis einer Mutter, dass Kinder körperliche Bestrafung als beabsichtigtes

Schmerzzufügen durch ihre Eltern erfahren. Sie mahnt davor, Kindern auch zu Hause niemals Gewalt anzutun. Dieser Appell für einen friedlichen, gewaltfreien Umgang im familiären Zusammensein wurde als so provokant eingestuft, dass sie gebeten wurde, die Rede nicht zu halten. Sie hielt sie doch, was in der Folge zum ersten weltweiten Gewaltverbot in der Erziehung beitrug, das in Schweden im Jahr darauf umgesetzt wurde.

Als Günter Pernhaupt und Hans Czermak 1980 ihr bahnbrechendes Buch mit der mahnenden Botschaft und der unseligen Wortkombination im Titel „Die gesunde Ohrfeige macht krank" publizierten, war es Eltern in Österreich noch erlaubt, ihre Kinder zu ohrfeigen, zu klapsen, zu schlagen. Auch wenn Kinder bereits seit 1974 in der Schule nicht mehr gezüchtigt werden durften, wurde Gewalt damals in der Erziehung nicht nur als normal angesehen, sondern auch als elterliches Recht und wirksames Mittel, um Kinder so zu formen, wie es Eltern oder im weiteren Sinne die Gesellschaft erwarteten. Emotionale Vernachlässigung war damals noch kein Thema. Was Desiree in ihrem Alltag ertragen muss, ist eine besonders schwierig zu erkennende Art psychischer Gewalt und wird auch heute kaum als solche wahrgenommen und klar benannt.

Doch jede Gewalt in der Erziehung wurde 1989 in Österreich als weltweit viertem Land verboten, indem die Unzulässigkeit der Anwendung von Gewalt und der Zufügung körperlichen oder seelischen Leides festgeschrieben wurde (vgl. § 137 ABGB, damals § 146a ABGB). Am 20. November desselben Jahres wurde die Kinderrechtskonvention von der Generalversammlung der Vereinten Nationen verabschiedet, im Jahr 1992 von Österreich ratifiziert und im Jahr 2011 in großen Teilen in den Verfassungsrang erhoben. 2013 wurde das Kindschafts- und Namensrechts-Änderungsgesetz reformiert und damit klargestellt, dass nicht nur jegliche Gewaltzufügung an Kindern unzulässig ist, sondern auch dass das Wohl des Kindes (Definition Kindeswohl in § 138 ABGB) in der Beziehung zwischen

Eltern und Kindern als leitender Gesichtspunkt zu berücksichtigen und bestmöglich zu gewährleisten ist. Damit wurden auch der Anspruch jedes Kindes auf Geborgenheit und Schutz seiner körperlichen und seelischen Integrität sowie der Anspruch von Kindern auf Vermeidung der Gefahr, Übergriffen ausgesetzt zu sein, Gewalt selbst zu erleiden oder an wichtigen Bezugspersonen miterleben zu müssen (§ 138 ABGB) verdeutlicht.

Desiree hat das Recht, von ihren Eltern in ihren Bedürfnissen nach Nähe und Geborgenheit wahrgenommen und in ihren Fähigkeiten gefördert zu werden. Durch ihr Miterleben-Müssen der elterlichen Beziehungsgewalt zieht sich das Mädchen noch mehr zurück und ihre Einsamkeit und das fehlende elterliche Interesse werden verstärkt. Wohl ist ihr nicht, auch wenn ihr noch nie eine Ohrfeige gegeben wurde. Selbst das ist nicht selbstverständlich wie eine repräsentative Umfrage über die Einstellung von Österreicher:innen zur Gewalt in der Erziehung der Kinderschutzorganisation „die möwe" im Herbst 2020 ergab.

Mehr als die Hälfte der Befragten sehen die gewaltfreie Erziehung eindeutig als ideale Erziehungsform. Etwas mehr als ein Fünftel halten leichte körperliche Bestrafung in der Erziehung für notwendig, und immer noch knapp ein Fünftel der Österreicher:innen sieht auch drastische Mittel als Erziehungsmaßnahmen für angebracht. Es zeigt sich also, dass Gewalt auch in Österreich noch immer in vielen Köpfen als notwendiges oder zumindest unvermeidliches Erziehungsmittel präsent ist. Immer wieder werden bagatellisierende und gewaltrechtfertigende Aussagen prominenter Personen öffentlich geäußert, und die Zustimmung in der Bevölkerung ist manchmal unverhohlener als die Empörung darüber.

Gewalt an Kindern in Zahlen
Ein gesetzliches Verbot bedeutet auch drei Jahrzehnte später noch lange nicht, dass Kinder nicht mehr körperlich, psychisch oder sexuell

misshandelt werden. Auch wenn Misshandlungen von Kindern heute eher aus Überforderung als aus Überzeugung geschehen und immer mehr Eltern ein hohes Bewusstsein für schädigende Erziehungsformen haben, fehlt oft das Wissen und die Kompetenz in der Anwendung alternativer gewaltfreier Umgangsweisen mit den vielfältigen Herausforderungen in der Entwicklungsbegleitung heranwachsender Menschen. Die österreichische Kinder- und Jugendhilfestatistik 2021 weist mit 42.543 Gefährdungsabklärungen einen Anstieg von 15,7% (im Burgenland um 25%, in der Steiermark sogar um 56%) im Vergleich zum Jahr davor aus und belegt damit eindrücklich, dass in der Lebenswelt vieler Kinder und Jugendlicher auch heute einem Verdacht auf Gewaltausübung oder Vernachlässigung, sprich einer Kindeswohlgefährdung, nachgegangen werden muss.

Und das Dunkelfeld ist weit höher, denn oft fällt niemandem etwas auf oder die Verwandten, Nachbar:innen oder Pädagog:innen sind zu unsicher, ob das, was sie beobachten, was ihnen erzählt wird oder ihnen Sorgen macht, schon ausreicht für eine Meldung beim Amt. Bei rund einem Drittel der gemeldeten Fälle müssen seitens der Kinder- und Jugendhilfe (KJH) nach einer Abklärung verbindliche Maßnahmen ergriffen werden. Derzeit können fast 13.000 Kinder nicht bei ihren Eltern oder bei zumindest einem ihrer Elternteile leben, sondern sind zu ihrem eigenen Schutz in sozialpädagogischen Einrichtungen oder bei Pflegefamilien fremduntergebracht, was als Maßnahme der „vollen Erziehung" bezeichnet wird. Bevor die Kinder- und Jugendhilfebehörde zu diesem letzten Mittel des Kinderschutzes greift, werden andere Unterstützungsmaßnahmen eingesetzt: psychologische Erziehungsberatung, aufsuchende Familienhilfe oder andere psychosoziale Hilfestellungen zur Abwendung von Gefährdungsbedingungen mit dem Ziel eines Verbleibes in der Familie oder im sonstigen bisherigen Wohnumfeld.

Es sollen Voraussetzungen und Ressourcen für die Sicherstellung und Förderung einer altersgerechten Entwicklung von Kindern und

Jugendlichen in der Familie beziehungsweise der bisherigen Lebenswelt der betreuten Heranwachsenden gestärkt werden. Diese Hilfen können entweder freiwillig im Rahmen einer schriftlichen Vereinbarung (Hilfeplan) zwischen Erziehungsberechtigten und der zuständigen KJH-Behörde in Anspruch genommen oder von diesen auch gegen den Willen der Erziehungsberechtigten veranlasst werden. Mit der Verschiebung der Umsetzungsverantwortung des Kinder- und Jugendhilfegesetzes vom Bund in die neun Länder hat in den letzten Jahren die Ungleichheit in der Verfügbarkeit und im Einsetzen dieser behördlichen Unterstützungsmaßnahmen eher zu- statt abgenommen. Mit 1. Jänner 2020 trat die Bundes-Verfassungsgesetz (B-VG) Novelle, BGBl. I Nummer 14/2019, in Kraft, mit der die Gesetzgebungskompetenz für die Angelegenheiten der Kinder- und Jugendhilfe zur Gänze den Ländern übertragen wurde. Bis dorthin regelte der Bund im Rahmen seiner Grundsatzgesetzgebungskompetenz die Grundsätze der Kinder- und Jugendhilfe im Bundes-Kinder- und Jugendhilfegesetz (B-KJHG 2013), das von den Ländern in ihren jeweiligen Ausführungsgesetzen konkretisiert wurde.

In einer parallel zur Länderübertragung geschaffenen Vereinbarung gemäß Artikel 15a B-VG über die Kinder- und Jugendhilfe verpflichten sich Bund und Länder, das bisherige Schutzniveau in den Angelegenheiten der Kinder- und Jugendhilfe aufrechtzuerhalten und weiterzuentwickeln. Derzeit werden in Wien und Kärnten doppelt so viele Kinder außerhalb ihrer Familien untergebracht wie in Oberösterreich. Auch andere Unterstützungsmaßnahmen werden je nach Bundesland in äußerst unterschiedlichem Ausmaß gewährt (vgl. Kinder- und Jugendhilfestatistik 2021). Desiree und ihre Familie hätten ausgehend von der statistischen Lage in Niederösterreich eine um mehr als 30% höhere Chance, eine Unterstützung der Erziehung im Rahmen eines Hilfeplans zu erhalten, als in Wien.

Dass Desiree irgendeine Unterstützung bekommt oder jemand ihre Eltern auf die Situation anspricht, ist unwahrscheinlich. Selbst wenn jemand in ihrem Umfeld, seien es ihre Großeltern, eine Schulfreundin oder ein Lehrer, bemerken würde, dass sie mehr sich selbst überlassen bleibt als in ihrem Alter förderlich und zumutbar, dass sie seit Jahren als Zeugin der elterlichen Streitereien psychisch sehr belastet ist und bereits häufig psychosomatische Symptome zeigt, würde die Situation bei einer Abklärung nur im seltensten Fall als schwerwiegend genug für eine verbindliche Hilfsmaßnahme eingestuft. Denn materiell ist sie sehr gut versorgt, sie ist körperlich und kognitiv altersgemäß entwickelt, es gibt keine äußerlichen Spuren von Gewalt, die Beziehung zu beiden Elternteilen, die wiederum gut mit der Sozialarbeiterin kooperieren, wirkt tragfähig und, wenn auch nicht sehr liebevoll, doch ausreichend gut. Dass eine Trennung im Raum steht und das Kind dadurch verstört ist, passiert häufig, und beim Wunsch nach einer einvernehmlichen Scheidung müssten sich die Eltern nach geltender Rechtslage ohnehin beraten lassen (Elternberatung nach § 95 Abs. 1a Außerstreitgesetz), damit in den Scheidungsfolgen nicht die Bedürfnisse minderjähriger Kinder ignoriert werden und die Trennung möglichst ohne Entwicklungsbeeinträchtigungen gestaltet wird.

Vernachlässigung ist seit Jahrzehnten die weitaus häufigste Form behördlich festgestellter Kindeswohlgefährdung. Und doch wird die emotionale, erzieherische und kognitive Vernachlässigung gegenüber der körperlichen und medizinischen Vernachlässigung, die viel leichter an äußeren Merkmalen wie Fehlernährung, mangelnder Körperhygiene oder ausgelassenen Mutter-Kind-Pass-Untersuchungen erkannt werden kann, vernachlässigt. Vor allem passive Vernachlässigung, die unbeabsichtigt ist und meist aufgrund ungenügenden Wissens über kindliche Bedürfnisse, eigene ambivalente, unsichere oder desorganisierte Bindungserfahrungen, fehlende Situationseinsicht aus Selbstbezogenheit, kognitive Defizite oder krankheitsbedingt eingeschränkte Handlungsmöglichkeiten entsteht, bleibt oft unbemerkt oder wird nur oberflächlich adressiert. Finanzielle Not und beengte räumliche

Verhältnisse sind leichter festzustellen, und hier gibt es eher noch handfeste Unterstützungsmöglichkeiten als im vagen und entschlüpfenden Bereich der unterlassenen Zuwendung.

Auch psychische Gewalt an Kindern spielt sich meist im Verborgenen ab, bedient sich neben demütigenden Beschimpfungen und abschätzigen Äußerungen oft auch sehr subtiler nonverbaler Mittel wie zurechtweisender Blicke oder strafender Gesten. Die Androhung von Gewalt macht Kindern große Angst, das häufige Beschämen hinterlässt tiefe Kratzer im Selbstbewusstsein, die oft jahrelang nicht ausgeglichen werden können. Eltern, die emotional kaum verfügbar sind, sich nicht einfühlen können ins kindliche Denken und Erleben, die ständig bewerten oder fordern, ohne die Talente oder Wünsche des Kindes zu achten, die ungeniert in Gegenwart des Kindes Drogen konsumieren oder destruktiv streiten, die ihre rigiden (religiösen oder sektiererischen) Überzeugungen durchsetzen, üben Gewalt aus und verletzen die Integrität und persönliche Freiheit der sich entwickelnden kindlichen Psyche. Langdauernde Hochstrittigkeit in Scheidungs- und Obsorgeverfahren zählt zu den größten psychischen Belastungen, die Eltern ihren Kindern antun. Hier sind mit der kommenden Familienrechtsreform begleitenden Schutzmaßnahmen zu entwickeln, damit die elterliche Verantwortung für das Kindeswohl nicht mit der Scheidung oder Trennung auf Kosten der Kinder aus dem Blick gerät. Bereits jetzt können freiwillige oder gerichtlich angeordnete Elternberatung, Kinderbeistand oder trennungsspezifische Kindergruppen Kindern in solchen Situationen helfen.

Die Dynamik, die allein durch den Begriff „sexueller Missbrauch" ausgelöst wird, ist oft von Aufgeregtheit, Abwehr und Beschuldigungen geprägt. Im Jahr 2022 wurde das beispielsweise anhand der medial sehr präsenten wie auch kommissionell untersuchten Verdachtsfälle sexualisierter Gewalt an Wiener Kindergärten und einer Wiener Schule sowie an der Diskussion rund um die Ausweitung von Tätigkeitsverboten für Menschen mit bereits verjährten Verurteilungen wegen sexuellen Missbrauchs aufgezeigt. Sexuelle Gewalt an Kindern entsetzt besonders, und doch entzieht sie sich häufig der Aufklärung und Behandlung. Immer wieder werden erst im Nachhinein Fälle bekannt, wo einzelne Täter(innen) über Jahre und manchmal Jahrzehnte mehrere Kinder sexuell missbrauchten und ausbeuteten, ohne dass es jemand meldete oder anzeigte und damit beendete. Die Anbahnungsstrategien sind nicht erst durch Cyber-Grooming versteckt und perfide. Eher führen online durchgeführte, auf Video aufgezeichnete und über kinderpornografische Kanäle verbreitete sexuelle Handlungen an Minderjährigen durch die Beweisbarkeit häufiger zu Verurteilungen. Gerade bei sexuellem Missbrauch werden Kinder und Jugendliche durch Geheimhaltungsgebote, verschiedene Formen der (Schein-)Zuwendung, Bedrohungen und Loyalitätskonflikte in das Verschweigen und Erdulden gedrängt. Scham-, Angst- und Schuldgefühle sind oft massiv. Je jünger die Betroffenen sind, je näher ihnen der oder die Täter:in steht, desto schwieriger ist es aber nach wie vor, sexuelle Gewalt zu beenden. Täter:innen nützen das Machtgefälle, verquere Verführungsweisen und ihre Autorität gegenüber den betroffenen Kindern, um eine Verantwortungsumkehr für ihre strafbaren Handlungen zu bewirken und sich selbst als harmlos und unschuldig darzustellen. Oft können Kinder aufgrund ihres Entwicklungsstandes oder der Art der sexuellen Gewaltausübung, gerade bei Handlungen ohne direkten Körperkontakt oder solchen, die als Zärtlichkeiten getarnt werden, nicht verstehen und einordnen, was mit ihnen geschieht. Eine Aufklärung bei Verdacht auf sexuellen Missbrauch ohne digitale, labortechnische oder medizinische Beweise wird durch mangelnde Verbalisierungs- oder Aussagefähigkeit erschwert. Umso wichtiger ist hier das so hilf- wie erfolgreiche Instrument der Prozessbegleitung, das es gewaltbetroffenen Kindern und ihren Bezugspersonen ermöglicht, sowohl juristisch als auch psychosozial durch den belastenden gerichtlichen Verfahrensprozess begleitet zu werden. Bei der Frage nach eigenen Gewalterfahrungen denken fast alle Menschen zunächst an massive körperliche Gewalt, und die meisten verneinen, diese erlebt zu haben. Doch bei genauerem Nachfragen wird klar, dass Ohrfeigen und Klapse noch immer zu den verbreitetsten Bestrafungsformen zählen, die rund 70% der Österreicher:innen in ihrer Kindheit erlebt haben. Die gute Botschaft ist, dass es seit Jahrzehnten immer weniger wird. Wie die Prävalenzstudie des ÖIF (2011; vgl. S. 212 ff.) eindrücklich zeigt, erleben jüngere Generationen weit weniger häufig und auch weniger schwere körperliche Gewalt in der Kindheit als noch ihre Eltern oder Großeltern.

Bagatellisieren noch katastrophisieren hilft nicht
Insgesamt machen Kinder die meisten Gewalterfahrungen in ihrem unmittelbaren nahen sozialen Lebensraum durch ihnen gut bekannte, meist vertraute Personen. Zumeist also in der Familie oder in der Institution Schule. Je älter Kinder werden, desto wahrscheinlicher erleiden sie Gewalt durch Gleichaltrige oder fremde beziehungsweise kaum bekannte Personen. Die schrittweise und meist auch skandalträchtige Aufdeckung von Misshandlungen und sexuellem Missbrauch an Kindern – von den Vorfällen in der katholischen Kirche, über die Einrichtungen von Kommissionen zur Aufarbeitung und Entschädigung bis hin zu globalen Offenbarungswellen wie #metoo – trägt trotz mancher voyeuristischen Grenzverletzungen auf medialer Ebene dazu bei, dass Gewalt als solche benannt und damit auch bekämpft werden kann. Weder Unterreaktionen wie bagatellisierende Einschätzungen („Mir hat die Watschn ja auch nicht geschadet"; „Heutige Kinder sind bloß verwöhnt und schlecht erzogen") noch unreflektierte, agierende oder emotional getriggerte Überreaktionen, die sich durch katastrophisieren, Racheaktionen oder intransparentes Vorgehen äußern, sind für betroffene Kinder hilfreich. Sie wünschen sich informiert und einbezogen zu werden in die Schritte, die gesetzt werden, aber vor allem brauchen sie Schutz. Sie brauchen den

Schutz ihrer Gesundheit, ihrer Integrität, ihrer Entwicklung, ihrer Identität. Sie brauchen liebevolle Zugewandtheit und ein sicheres Zuhause. Desiree könnte profitieren von einer feinfühligen psychologischen Beratung oder Psychotherapie in einem Kinderschutzzentrum, wo sie einen Raum findet für ihre Gefühle und ernst genommen wird mit ihren Wünschen, Sehnsüchten und Ängsten. Ihre Eltern sollten parallel Beratung erhalten, um besser auf ihre Tochter schauen zu lernen. Auch in einer Familienberatungsstelle, bei einer Kinderpsychologin oder in einer Erziehungsberatungsstelle wären sie und ihre Eltern gut versorgt. Ohne andere Vertrauenspersonen, seien sie professionell handelnd oder ihr freundschaftlich verbunden, besteht zurecht Sorge, dass Desiree in ihrer Einsamkeit, alleingelassen mit zwei gestressten, mit sich selbst beschäftigten Elternteilen, in ihrer gesunden Entwicklung gefährdet ist.

Durch die Einschränkungen der Pandemiemaßnahmen und auch durch die zunehmende Kommunikation über soziale Medien haben sich Orte und Formen des Gewalterlebens in den virtuellen Raum verschoben. Dazu fehlen aktuelle Studien. Gerade seit dem Frühjahr im zweiten Jahr der Pandemie beobachten wir eine Zunahme an sexualisierten Übergriffen und anderen Gewalthandlungen unter Jugendlichen, die aus einem zunächst einvernehmlichen Treffen eskalieren. Es scheint vor allem das Aussetzen und damit Fehlen kontinuierlicher sozialer Erfahrungen zur Herausbildung von situationsadäquaten Umgangsformen mit Konflikten, sexuellen Bedürfnissen und der Sehnsucht nach Zugehörigkeit und Gemeinschaft zu nicht regulierten, einseitig motivierten, überschießenden bis hin zu gewalttätigen Handlungen zu führen. Gewalt unter Jugendlichen unterliegt starken Tabus. Die Dunkelziffer muss aufgrund der schambesetzten Hilfesuche sehr groß angenommen werden, wobei beleidigendes, forderndes und übergriffiges Kommunizieren auf diversen Plattformen in den sozialen Medien eine nicht zu unterschätzende Rolle spielt. Ausreichendes Wissen um gesetzliche Bestimmungen ist für Jugendliche in der

Altersgruppe zwischen 14 und 18 Jahren wesentlich, da sie außergewöhnlich häufig von Hass im Netz betroffen sind, wie 2020 die Studie „Recht auf Schutz vor Gewalt" im Auftrag der Kinder- und Jugendanwaltschaften Österreichs ergeben hat.

Wirksamen Kinderschutz stärken
Der wirksamste Kinderschutz liegt in vorbeugenden Maßnahmen zur Vermeidung von Gewalt. Es gilt daher, Gewaltprävention auf allen Ebenen zu etablieren:

1. Bereits in den Eltern-Kind-Pass-Untersuchungen sollten psychosoziale Risiken in den Blick genommen werden und Eltern schon vor der Geburt mit Baby-Beruhigungstechniken und gewaltfreien Erziehungsformen vertraut gemacht werden. Bindungsfördernde Interventionen wie die Frühen Hilfen sollten bei belastenden Familiensituationen rasch und niederschwellig zum Einsatz kommen.

2. Ab der Eingewöhnung in die elementarpädagogische Betreuung sollte mit Kindern in allen Bildungseinrichtungen jeweils altersadäquat die Wahrnehmung der eigenen Gefühle, Bedürfnisse und Grenzen spielerisch geübt werden, damit auch die Einfühlung in das Befinden und Handeln der anderen gelingt. Altersgemäße Sexualpädagogik hilft auch kleinen Kindern dabei, etwaige übergriffige Handlungen erkennen und benennen zu können.

3. In Schulen sollten Mobbing und medial ausgeübte Gewaltformen mit klaren pädagogischen Haltungen begegnet werden und qualitätsgesicherte Präventionsangebote gemacht werden. Der Zugang zu Schulsozialarbeit, Schulpsychologie und School Nurses sollte niederschwellig und an allen Standorten möglich sein. Alle Kinder sollten die Nummer von Rat auf Draht kennen und wissen, wen sie ansprechen können, wenn es ihnen nicht gutgeht.

4. In den Ausbildungen aller Berufsgruppen, die mit Kindern, Jugendlichen und Familien zu tun haben – wie Pädagog:innen, Ärzt:innen, Psycholog:innen, Sporttrainer:innen – und welche auch die Mitteilungspflicht trifft, ist Kinderschutz verpflichtend in die Ausbildung zu integrieren. Der interdisziplinäre Austausch ist durch verbindliche Vernetzungsstrukturen zu fördern.

5. Übereinstimmend fordern aktuell alle wesentlichen Vertreter:innen des österreichischen Kinderschutzes – von den Kinder- und Jugendanwaltschaften, über den Bundesverband der Kinderschutzzentren bis zum Netzwerk Kinderrechte – ein umfassendes Bundes-Kinderschutzgesetz, das die Errichtung und Umsetzung passgenauer verpflichtender Kinderschutzrichtlinien und Qualitätsstandards für Einrichtungen in der Arbeit mit Minderjährigen vorsieht. Ebenso wird von diesen Stakeholdern die Rücknahme der „Verländerung" der Kinder- und Jugendhilfe-Gesetze und die Etablierung bundesweit einheitlicher Qualitätsstandards gefordert, da die derzeitige bundeslandspezifische Umsetzung der Unterstützungsmaßnahmen das Risiko von Ungleichbehandlungen in der Versorgung von gefährdeten Kindern verstärkt.

6. Es muss in bewusstseinsbildenden Informationskampagnen viel mehr darüber informiert werden, dass jegliche Gewalt an Kindern schädlich und verboten ist und Kinderschutz nicht nur Aufgabe der Polizei oder der behördlichen Kinder- und Jugendhilfe ist, sondern Zivilcourage braucht und die Verantwortung von Erwachsenen, die hinschauen und Kindern zuhören, wenn es ihnen nicht gutgeht. Desiree kann aus ihrem einsamen und beengenden Kokon nur herausfinden, wenn irgendjemand in ihrem Umfeld näher hinschaut und bemerkt, dass sie leidet und ihre Eltern sie emotional vernachlässigen und durch ihre eigenen Konflikte belasten. Dafür verantwortlich sind alle Erwachsenen rundherum.

Dringend brauchen wir als Gesellschaft mehr Austausch und Übung in gewaltfreier Kommunikation mit Kindern und miteinander, damit wir im Sinne Astrid Lindgrens Rede „Niemals Gewalt!" diesem aktuell gebliebenen Aufruf zu friedlichem Umgang wieder ein Stückchen mehr nachkommen.

Literaturverzeichnis

Alle, Friederike (2017). Kindeswohlgefährdung: Das Praxishandbuch. Lambertus

Bundeskanzleramt (Hg.). (2022) Autor: Bilgili, Serhan Marcel. Kinder- und Jugendhilfestatistik. Statistik Austria, Direktion Bevölkerung. Stand: 20. Juli 2022

Bundeskanzleramt – Sektion Familie und Jugend (Hg). (2020). (K)ein sicherer Ort – Kindeswohlgefährdung erkennen und helfen - Ein Leitfaden. Broschüre.

die möwe Kinderschutz GmbH (Nov 2020). Bewusstsein und Einstellung der Österreicher:innen zum Thema Gewalt und Missbrauch an Kindern. Repräsentative Umfrage durchgeführt vom Österreichischen Gallup Institut

Egle, Ulrich et al. (2005). Sexueller Missbrauch, Misshandlung, Vernachlässigung. Schattauer

Fachstelle für Prozessbegleitung https://www.pb-fachstelle.at/fuer-fachleute/information-was-ist-prozessbegleitung/

Filler, Ewald. Vom „archaischen Züchtigungsrecht" zum „absoluten Gewaltverbot". https://www.gewaltinfo.at/betroffene/kinder/gesetzliches_gewaltverbot.php abgerufen 22.9.2022

Freiberger, Anna-Maria et al. (2020). Praxishandbuch Kinder- und Jugendschutz. Wichtige Rechtsfragen, Beratung und Betreuung, Prävention und Intervention. Forum Verlag

Freund, Ulli; Riedel-Breidenstein Dagmar (2006). Sexuelle Übergriffe unter Kindern. Handbuch zur Prävention und Intervention. Mebes und Noack.

George, Yvonne (2020). Gewaltfreie Kommunikation mit Kindern. Publish Republic

Kerger-Ladleif, Carmen (2012). Kinder beschützen! Mebes und Noack

Lindgren, Astrid (2017). Niemals Gewalt! Friedrich Oetinger Verlag.

Österreichisches Institut für Familienforschung (ÖIF) (2011). Gewalt in der Familie und im nahen sozialen Umfeld. Österreichische Prävalenzstudie.

Pernhaupt Günter, Czermak Hans. (1980). Die gesunde Ohrfeige macht krank. Über die alltägliche Gewalt im Umgang mit Kindern. ORAC, Wien.

Rassenhofer, Miriam et al (2022). Ratgeber Misshandlung und Vernachlässigung. Informationen für Eltern, Lehrkräfte und weitere Bezugspersonen. Hogrefe

Strüber, Nicole (2021). Corona Kids. Was wir jetzt tun müssen, um unsere Kinder vor den seelischen Folgen der Pandemie zu schützen. Beltz

Papierflieger.
Hypothesen zum Gelingen

Von Paulus Hochgatterer

Dr. Paulus Hochgatterer lebt als Schriftsteller
und Kinderpsychiater in Wien.

Wir blicken zurück an den Anfang des Kinderschutzes, ins
Jahr 1847, zur bemerkenswerten Gründung der New York
Society for the Prevention of Cruelty to Children, der
allerersten Kinderschutzorganisation der Welt.
Die Nachbarn des zehnjährigen New Yorker
Waisenmädchens Mary Ellen McCormack bemerkten
Blutergüsse und Schnittwunden an der Kleinen und
erstatteten behördliche Anzeige gegen die Adoptivmutter
und ihren Mann. Da es keine gezielten
Kinderschutzbestimmungen gab, wandte sich der
Sachbearbeiter des Amtes, das für Waisenhäuser und
psychiatrische Anstalten zuständig war, an die amerikanische
Tierschutzgesellschaft. Der Gründer der Gesellschaft
erkannte eine Analogie zwischen der Notlage des Mädchens
und jener von Pferden, die er vor gewalttätigen Stallbesitzern
gerettet hatte. Er engagierte einen Anwalt, der unter
kreativer Anwendung der Habeas-Corpus-Akte das Mädchen
letztlich aus der Familie holte. Die „New York Times"
druckte unter dem Titel „Inhumane Treatment of a Little
Waif" (unmenschliche Behandlung eines kleines

Straßenkindes) die Aussage des Mädchens ab: „Mama hatte die Gewohnheit, mich fast jeden Tag auszupeitschen. Sie hat mich mit einer geflochtenen Peitsche geschlagen. Jetzt habe ich am Kopf schwarze und blaue Flecken, die Mama mit der Peitsche gemacht hat. Der Schnitt links an meiner Stirn stammt von ihrer Schere. Ich habe nie gewagt, darüber zu sprechen, denn wenn ich es getan hätte, wäre ich erneut mit der Peitsche geschlagen worden."

Das Mädchen wurde schließlich von ihrem Sachbearbeiter adoptiert. Die Geschichte geht also gut aus, und sogar Pferdeskeptiker wie ich spüren plötzlich eine große Wärme gegenüber diesen Tieren. Mit der kleinen Mary Ellen McCormack bin ich an dem Ort, an dem ein Erzähler sein möchte, in einer Geschichte, zugleich dort, wo Kinderschützerinnen und Kinderschützer heute genauso sind wie vor 170 Jahren, tagtäglich, bei Geschichten der Gewalt. Es sind Geschichten, die traurig machen, zornig und ohnmächtig. Es sind Geschichten, die einen weinen, brüllen und stumm werden lassen. Vor allem aber sind es Geschichten, von denen eins sicher ist: Wenn wir, die wir sie miterleben oder zu Gehör bekommen, sie nicht erzählen, erzählt sie keiner.

Zum Beispiel die Geschichte vom Kleinkind, das mit Blutergüssen am ganzen Körper in die Ambulanz kommt; im Röntgen sieht man ein paar verheilte Knochenbrüche und die Eltern erzählen etwas von der Treppe, über die das Kind ständig stürzt. Sie kennen diese Geschichte. Wenn wir angesichts dieses Kindes nicht intervenieren wie vor bald 170 Jahren die Nachbarn von Mary Ellen McCormack, schützen wir unsere Bequemlichkeit, unser Bedürfnis nach Idylle und unser Bild der heilen Familie, aber nicht das Kind.

Oder die Geschichte vom pubertierenden Mädchen, das klar und deutlich erzählt, wie es der Vater missbraucht hat. Keiner glaubt ihm, nicht die Lehrerin, nicht die Polizei, nicht der Richter. Sie kennen diese Geschichte. Alle sagen: Sie erzählt es viel zu klar, es kann daher nicht so gewesen sein, und plötzlich spüren wir in uns selbst die Zweifel aufsteigen. Wenn wir ihnen nachgeben, schützen wir unsere Bequemlichkeit, unsere eigene Rolle als Eltern und den Missbraucher, aber nicht das Kind.

Oder die Geschichte vom achtjährigen afghanischen Flüchtlingsbuben, der einen toten Vater hat, eine depressive Mutter und Lionel Messi als großes Vorbild (der war nämlich auch immer der Kleinste in der Klasse, sagt er). Nachdem er vor kurzem in einer privaten Wohneinrichtung einen Platz bekommen und eine Bezugsbetreuerin gefunden hat, die seine emotionalen Turbulenzen erträgt, wird ihm jetzt in Aussicht gestellt, die zuständige Gemeinde werde den Vertrag mit dem Träger der Wohneinrichtung nicht verlängern. Nein, er wird nicht auf der Straße stehen, aber er wird wieder woanders wohnen, er wird wieder eine Bezugsperson verlieren und er wird wieder die Erfahrung machen, dass das Leben in erster Linie Unsicherheit und Gefährdung bereithält.

Julian ist fünfeinhalb. Er ist dunkelblond, eher klein für sein Alter und hat eine Kämpferstatur. Julian ist in Besitz einer Mutter, die Verkäuferin ist, und eines Stiefvaters, der große Baumaschinen lenkt. Julian nennt ihn bei seinem Vornamen: Erich. Zu seinem leiblichen Vater hat Julian keinen Kontakt. Es habe da etwas Unschönes gegeben. Julians Mutter vollführt im Aufnahmegespräch die Geste einer Ohrfeige. Als Julian zu uns kommt, sagt seine Mutter, was viele Eltern sagen, wenn sie ihre Kinder an die Kinderpsychiatrie bringen: „Es geht nicht mehr." Auf die Frage, was nicht mehr gehe, sagt sie, er schlafe nicht, renne herum und mache Sachen kaputt. Außerdem haue er seine kleine Schwester, die habe gerade erst laufen gelernt, das gehe daher gar nicht. Sie sei mit ihm beim Kinderarzt gewesen, sagt die Mutter, die Medikamente hätten höchstens eine minimale Verbesserung gebracht.

Apropos Medikamente: Julian nimmt seit einiger Zeit Ritalin, zuletzt in einer Tagesdosis von 140 Milligramm. Für diejenigen unter Ihnen, denen diese Dinge nicht so geläufig sind: Die empfohlene Ritalin-Maximaldosis beträgt für ältere Kinder 60 Milligramm pro Tag. Für Julian gibt es keine Maximaldosis, denn Ritalin ist für Kinder unter sechs gar nicht zugelassen. Als der Assistenzarzt, der für Julian zuständig ist, diese Dinge berichtet, hat er sehr schmale Lippen und ich mache mir kurz Sorgen um seine Gesundheit. Als er nach dem Telefonat mit jenem Kinderarzt erzählt, der Herr Kollege habe gesagt, er habe den Buben eh einmal gesehen und dann die Dosis den Beschreibungen der Mutter nach angepasst, wir sollten uns nicht aufregen, das Ganze sei halt ein individueller Heilversuch, mache ich mir Sorgen um die Gesundheit des Kinderarztes.

Julian selbst sagt nicht viel. Das liegt daran, dass Sagen überhaupt nicht seine Stärke ist. Er kennt nur wenige Begriffe und spricht in Zwei- bis Dreiwortsätzen. Wenn er Heimweh hat, sagt er: „Ich nach Hause." Das klingt ein wenig nach ET. Für die Mutter scheint am wichtigsten zu sein, dass Julian bei uns ist. Die Wahrscheinlichkeit, dass sich ein Kind, das 140 Milligramm Ritalin pro Tag eingenommen hat, mit 60 Milligramm nicht anders verhält, ist hoch. Die Medikamentenreduktion läuft daher erwartungsgemäß unkompliziert. Manchmal ist ein erstes

Gelingen ziemlich einfach. Julian kann am Wochenende von
Samstag auf Sonntag nach Hause. Die Mutter hat keine
große Freude damit, holt ihn aber ab. Als sie ihn am
Sonntagabend auf die Station zurückbringt, erzählt sie, es sei
furchtbar gewesen. Julian habe sich verhalten wie immer, vor
allem aggressiv seiner kleinen Schwester gegenüber. Sie habe
schon gewusst, dass das mit weniger Ritalin keine gute Idee
sei. Julian selbst spricht nach dem Wochenendausgang erst
gar nichts. Am Montagvormittag sagt er bei der Visite auf
die Frage, was denn am Wochenende passiert sei, zuerst:
„Nichts passiert." Dann steigen ihm die Tränen in die
Augen, er legt sich die Hände an den Hals und sagt: „Erich
so." Auf die Rückfrage, ob er damit meine, dass Erich ihn
gewürgt habe, sagt er: „Ja, Erich würgt." Die Mutter schließt
in Konfrontation mit Julians karger Erzählung ein Würgen
durch ihren Lebensgefährten aus. Eine Ohrfeige – eventuell,
sagt sie, Würgen – nein. Alle sind deprimiert und zornig. Ich
glaube, es ist unsere Logopädin, die es ausspricht: „Erich
erwürgen, ja." Wenn man Julian fragt, ob er sich vor Erich
fürchte oder auf ihn wütend sei, sagt er nein. Wenn man ihn
fragt, ob er nächstes Wochenende nach Hause wolle, sagt er
auch nein.
Es sind Geschichten, die uns daran zweifeln lassen, dass es
im Leben so etwas wie Gerechtigkeit gibt, Geschichten, die
davon erzählen, wie früh schon alles schiefgehen kann,
Geschichten einer radikalen Negation dessen, was wir mit
Gelingen meinen. Ich denke, Sie können auch antizipieren,
wohin die Geschichte Julians, eines wenig geliebten, noch
weniger geförderten und auf allen Ebenen schlecht
behandelten Kindes, trotz eines tollkühnen Ritalin-
Heilversuchs letztlich geführt hat. Die Kinder- und
Jugendhilfe war nicht begeistert, aber zu überzeugen, und

der Widerstand der Mutter war überschaubar, als wir die außerfamiliäre Unterbringung empfahlen. „Ich bin so traurig", sagte die für Julian zuständige Sozialpädagogin. „Ich bin so wütend", sagte die Oberärztin. „Ich habe trotzdem kein schlechtes Gefühl", sagte der Assistenzarzt, um dessen Gesundheit ich mir vor kurzem Sorgen gemacht hatte. Kein schlechtes Gefühl. In der Rückschau waren es drei Momente, in denen uns Julian zeigte, dass wir, obwohl es Angenehmeres gibt, als die Fremdunterbringung eines Fünfeinhalbjährigen zu veranlassen, kein ausschließlich schlechtes Gefühl zu haben brauchten, drei Momente, in denen aufblitzte, wozu der Bub in der Lage war, drei Momente des kleinen Gelingens innerhalb der großen Misere.

Unmittelbar nachdem ihn sein Stiefvater gewürgt und er gesagt hatte, er fürchte sich weder vor ihm noch sei er wütend auf ihn, begann Julian exzessiv mit Dinosauriern zu spielen. Er ließ sie durch sein Zimmer galoppieren, unterm Bett verschwinden und aufeinander und auf uns losgehen. Besonders gern auf uns. Bei Julian hießen die Dinos nicht T-Rex, Brontosaurus oder Triceratops, sondern „Der Große", „Der Gelbe" oder „Der Da". „Der Da" war ihm am liebsten, denn er besaß ein Klappmaul, mit dem er beißen konnte. „Der Da beißt", sagte Julian und wir waren froh. Als eine Rückkehr Julians in die Familie immer unwahrscheinlicher wurde, spürte er das offensichtlich, wurde missmutig, warf seine Dinos durchs Zimmer und legte sich auf die Couch. Wenn man ihn ansprach, sagte er: „Ruhe!" (Lass mich in Ruhe!) und drehte sich weg. „Das packt er nicht", sagte die Sozialpädagogin. Die Psychologin sagte: „Er wird depressiv." Ich dachte, depressiv, ja, er hat jeden Grund dazu, und wir alle stellten uns auf eine schwierige Phase ein. Plötzlich

waren jedoch die Papierflieger da. Julian kam aus der Schule
(in die auch Vorschulkinder bei uns gehen dürfen) und
lachte. Er hatte zwei aus A3-Blättern gefaltete und mit
gelben Streifen bemalte Papierflugzeuge dabei. Auf dem
Gang vor seinem Zimmer war die Startbahn. Am liebsten
behielt er sie in der Hand und lief mit ihnen durch die
Station, so als würden sie fliegen. „Schau, es fliegt!", sagte er.
Ein Dinosaurier beißt zu. Ein Papierflugzeug fliegt über die
Station. Natürlich sprechen wir, wenn wir über diese kleinen
Szenen sprechen, über angewandte Metaphorik, über die
Übertragung von Bedeutung, konkret über die Übertragung
einer schwer erträglichen Realität auf eine Figur aus Plastik
mit Klappmaul und auf ein Flugzeug aus Papier. „Der Da"
kann wütend sein, „Der Da" kann zubeißen, „Der Da" kann
sich wehren. „Der Gelbe" ist kleiner, „Der Gelbe" hat kein
Klappmaul, „Der Gelbe" wird gebissen, „Der Gelbe" hat
Angst. Das Papierflugzeug kann fliegen, durchs Zimmer,
quer über den Gang, überallhin, vielleicht auch weg von zu
Hause. Am besten fliegt es, wenn man es fest in der Hand
hält. So landet es sicher.
All jenen, die sich den Luxus psychoanalytischer Bezüge ab
und zu noch leisten, kann zum Thema angewandte
Metaphorik natürlich Sigmund Freud einfallen – „Jenseits
des Lustprinzips" – und die berühmte Holzspule mit dem
Bindfaden, die Freuds eineinhalbjähriger Enkel Ernst
Wolfgang mit der Bemerkung „ooooo" („fort") im Gitterbett
verschwinden lässt, um sie gleich darauf mit „da" wieder
hervorzuholen. Die Holzspule wird zum Repräsentanten der
abwesenden Mutter, damit zu jener Spindel, um die der
junge Mann seine ganze Traurigkeit windet.
Plastikdinosaurier als hilfreiche Wesen, in die jene Angst und
Aggression hineingetan werden können, die in der Realität

eine vernichtende Bedrohung für das kindliche Selbst
bedeuten würden. Ein Papierflugzeug, das den Übergang
von einer Welt des Gewürgt-und-Nicht-geliebt-Werdens in
eine Welt, von der man noch nicht weiß, wie sie sein wird,
bewältigen hilft.

Gelingen ist eine Frage der Betrachtungsebene. Kinderschutz
auch. Das ist die erste Hypothese. Eine Frage der
Betrachtungsebene. Manchmal gelingen Dinge ganz
konkret: Die Schulklasse kann wieder betreten werden. Die
Selbstverletzung darf unterbleiben. Man spricht wieder
miteinander. Manchmal gelingen sie vorerst nur symbolisch
und auf der Dinosaurier- und Papierfliegerebene. Das gilt
genauso.

Gelingen ist eine Frage des Anspruchs. Kinderschutz auch.
Das ist meine zweite Hypothese. Manchmal liegt der
anvisierte Weg gerade und hindernislos vor einem.
Manchmal ist es notwendig, eine Menge Zeugs
wegzuräumen, bevor man ihn betreten kann. Manchmal
muss das Wegräumen eines einzigen Hindernisses genügen;
den Weg sieht man noch gar nicht. Etwas Schlechtes, die
Konfrontation mit einem würgenden Stiefvater zum
Beispiel, muss beendet werden, bevor etwas Besseres
beginnen kann. Das klingt bescheiden, aber es gilt auch.

Dinosaurier. Papierflugzeuge. Ich habe vorhin von drei
Momenten gesprochen, in denen bei Julian die Möglichkeit
des Gelingens aufblitzte. Wir haben erst zwei betrachtet. Der
dritte Moment ist schon vorbei, ganz unbemerkt, trotzdem
nicht minder wichtig. Als Julian nach der Geschichte mit
dem Würgen gefragt wurde, ob er an den Wochenenden
nach Hause wolle, sagte er nein. Das ist es auch schon.
Julian ist in der Lage, „Nein" zu sagen. Wenn das Nein zur
Sprache kommt, wird es heutzutage eher ruhig. Das hat

möglicherweise mit unserer zunehmend affirmationsaffinen Welt zu tun, möglicherweise auch damit, dass sich an gewisse Leute heute niemand mehr erinnern kann. An Rene Spitz zum Beispiel. Rene Spitz, österreichisch-amerikanischer Psychoanalytiker, berühmt geworden durch seine Untersuchungen zum frühkindlichen Hospitalismus, beschäftigte sich eingehend mit den Ursprüngen der menschlichen Kommunikation. So heißt auch eins seiner Bücher: „Nein und Ja. Die Ursprünge menschlicher Kommunikation". In ihm schreibt er, der Urvater des Baby-Watchings, ganz wenig über das Ja und fast nur über das Nein. Das „Nein", so seine bemerkenswerte Beobachtung, wird aus jener Kopfbewegung geboren, mit der der Säugling anfänglich im Sinn einer angeborenen motorischen Schablone die mütterliche Brust sucht, später aber, nach entsprechender Großhirnentwicklung und dem Vollzug eines Bedeutungswechsels, dieselbe ablehnt. Das „Nein" im Sinn eines Kopfschüttelns, das anfangs noch nicht bewusst und intentional ist – dieses Nein drückt aus: Ich habe ein Bedürfnis nicht mehr, das die Mutter (immer noch) an mir wahrzunehmen meint. Auch wenn die Mutter meint, ich sollte doch noch hungrig sein, bin ich es nicht mehr. Somit wird zugleich deutlich: Es gibt hier mich und dort, getrennt von mir, die andere, die Mutter. Ich bin Ich dadurch, dass jemand da ist, der Nicht-Ich ist. Das „Nein" an der Mutterbrust, die erste Negation, der allererste Konflikt, wird somit zu einem sehr frühen zentralen Organisator der Identitätsentwicklung.

Das Nein, die Negation, als Voraussetzung dafür, „Ich" sagen zu können. Die Negation als Basis für freie Willensentscheidungen. Zum Beispiel für die Entscheidung, am Wochenende nicht nach Hause gehen zu wollen. Julian ist in der Lage, „Nein" zu sagen, leise und beiläufig. Wenn man hinhört, fällt es einem auf. Wenn man hinhört. – Gelingen ist eine Frage der Aufmerksamkeit. Kinderschutz auch. Diese dritte Hypothese ist naheliegend. Manchmal findet Gelingen im Scheinwerferlicht statt: Alle sehen es und applaudieren in gebotener Form. Manchmal allerdings, zum Beispie, wenn es um gedemütigte, wortkarge Vorschulkinder geht, passiert es sehr leise und in dunklen Winkeln. Es gilt trotzdem. Wir müssen es nur wahrnehmen.

Apropos Gelingen und Aufmerksamkeit. Wie die Überstellung Julians in seine neue Wohngemeinschaft vonstatten ging, erzähle ich jetzt nicht. Nur so viel: Es war eine Art konzertierter Kraftakt von Mutter und Kinder- und Jugendhilfe. Julian ist gut gelandet, das ist die Hauptsache. Ob er seine Papierflugzeuge bei sich hatte, weiß ich nicht. Irgendwo in sich hatte er sie jedenfalls. Vom Team seiner Gruppe hat Julian zum Abschied fünf Dinosaurier geschenkt bekommen. Seine Sozialpädagogin und seine Psychologin haben geweint. Das gehört zum Gelingen manchmal dazu. Zum Kinderschutz auch.

Gelingen ist eine Frage der Betrachtungsebene.
Gelingen ist eine Frage des Anspruchs.
Gelingen ist eine Frage der Aufmerksamkeit.
Drei einfache Hypothesen. Zwei fehlen noch.

Ein zweites Kind. Ein kleines Mädchen. Schauplatzwechsel. Unlängst war ich beim Friseur, und wie es sogar bei meinem Friseur, der ein enorm zuverlässiger Mensch ist, manchmal passiert, musste ich warten. Ich wurde in einem Drehstuhl geparkt und mit Kaffee und Zeitschriften versorgt, die ich sonst nicht lese, – Sie kennen das. Zwei Stühle rechts von

mir saß der Grund der Verzögerung, eine junge Frau, deren
Haar unter Zuhilfenahme von bunten Röllchen und Alufolie
in eine für mich eher rätselhafte Form gebracht wurde. Die
Frau hatte ihre Tochter dabei, ein geschätzt vierjähriges,
ziemlich ausgeschlafenes Mädchen.

Das Mädchen tat, was vierjährige ausgeschlafene Mädchen
zu tun pflegen, wenn sie merken, dass sich selbiges empfiehlt
– es suchte nach Beschäftigung. Konkret spazierte es im
Geschäftslokal herum, interessierte sich für Föns und
Haarschneidemaschinen und blätterte in dem Bilderbuch,
das es dabeihatte. Nach einer Weile wurde der Kleinen
offenbar langweilig. Sie kramte kurz in der Handtasche der
Mutter und zupfte die Mutter dann am Friseurumhang.
„Was willst du?", fragte die Frau. „Darf ich iPhone?", fragte
das Mädchen. „Nein", sagte die Mutter. Wenig begeistert
kletterte das Mädchen auf den freien Stuhl zwischen mir und
der Mutter und legte das Bilderbuch in geschlossenem
Zustand vor sich auf die Ablage. „Prinzessin Lillifee rettet das
Einhornparadies", das sah ich bei der Gelegenheit (übrigens
ein eher postfeministisches Mädchen-Bilderbuch). Eine
Weile schaute das Mädchen vor sich hin, dann drehte es sich
erneut zur Mutter. „Ich möchte iPhone", sagte es. „Wenn ich
nein sage, ist es nein", antwortete die Frau, „außerdem hast
du dein Bilderbuch." Junge Mütter können sehr konservativ
sein, fürchte ich, sogar in Situationen, in denen sie selbst
aussehen, als kämen sie aus der Zukunft.

Das Mädchen blickte eine Zeitlang finster auf das
geschlossen daliegende Bilderbuch, dann zog es plötzlich die
Beine an, kniete sich auf den Stuhl und beugte sich nach
vorn. Mit der einen Hand stützte es sich auf die Ablage, die
andere legte es flach an den großen Spiegel vor uns. Mit
einem triumphierenden Ausdruck im Gesicht begann es zu

wischen, vorsichtig und sanft, von links nach rechts. „Was machst du da?", fragte die Mutter alarmiert. „Ich schaue Lillifee", sagte das Mädchen. „Aber das geht doch so nicht", sagte die Mutter, „außerdem verschmierst du den Spiegel." Das Mädchen wischte seelenruhig weiter und sagte: „Du kennst dich da nicht aus."

Du kennst dich da nicht aus.

Ein vierjähriges Mädchen schaut im Spiegel beim Friseur Lillifee. Ein vierjähriges Mädchen, dem die Benützung des mütterlichen iPhones verweigert wird, spielt, indem es wischt, elektronisches Bilderbuchanschauen, das heißt, es fühlt sich ein in die Mutter, antizipiert auf kognitiver und emotionaler Ebene, dass die sich ein wenig ärgern wird, und zeigt ihr, dass sie sich ihr I-Phone gern behalten darf, denn sie selbst, die Tochter, ist längst dort, wo Kinder in Relation zu den Vorstellungen ihrer Eltern meistens sind, nämlich ein Stück weiter.
Gelingen ist unser Thema. In dieser kleinen Episode gelingt ganz viel, man muss an der Anspruchsschraube gar nicht drehen. Es gelingen die Dinge konkret wie metaphorisch und das Mädchen sorgt selbst dafür, dass es die Aufmerksamkeit seiner Umgebung auf sich zieht.
Ein Kind will iPhone, kriegt es nicht und nimmt den Spiegel. Ein Kind tut, was wir alle gewohnt sind zu tun, wenn uns das Erleben des Gelingens erschwert wird, etwa durch Menschen, die meinen, sie müssten ihre pädagogischen Bedürfnisse ausleben – es greift auf ein Surrogat zurück. Mit anderen Worten: es improvisiert.
Die vierte Hypothese. Gelingen braucht Improvisation. Kinderschutz auch. Das ist uns allen vertraut. Das

Ungeplante, das Nicht-Eigentliche, das Halbfertige, das
Anstatt-von, das uns trotzdem zufrieden macht, wenn es
dann passiert, bei den Kindern, mit denen wir zu tun haben,
und auch bei uns selbst. Jeder muss improvisieren, einmal
mehr, einmal weniger. Manchmal sogar ein vierjähriges
Mädchen.
Apropos. Unsere kleine Einhornparadies-Retterin sagt,
während sie im Zustand kindlicher Renitenz vor dem Spiegel
hockt und wischt, einen Satz: Du kennst dich da nicht aus.
Die Mutter wird irgendwann einmal in der Lage sein, den
wichtigen komplementären Satz auszusprechen, der uns
allen, die wir uns für erwachsen halten, so schwer über die
Lippen kommt: Davon verstehe ich nichts. Momentan ist sie
noch auf dem Weg dorthin. Vielleicht erkennt irgendetwas
in ihr beim Betrachten ihrer Tochter bereits, was ich als die
fünfte und letzte Hypothese formulieren möchte: Gelingen
geht manchmal auch ohne uns. Das mag kränkend sein, zum
Beispiel für die Mütter vierjähriger Mädchen. Andererseits
ist es doch das, weswegen wir unseren Beruf so mögen. Man
muss es ja nicht ständig sagen. Für den Kinderschutz gilt
Ähnliches. Manchmal geht er fast ohne uns. Manchmal
muss man nur da sein.

„Das triggert dann"

Kinder und Jugendliche in der virtuellen Welt

Von Barbara Buchegger

Dr.[in] Barbara Buchegger ist pädagogische
Leiterin von Saferinternet.at

Die Corona-Zeit und die Krisen der jüngeren Vergangenheit haben
bei Jugendlichen ihre Spuren hinterlassen. Diese manifestieren sich
in einem unsicheren Umgang mit Online-Inhalten, aber auch in den
direkten und indirekten Auswirkungen des zunehmend online ver-
brachten Alltags. Wie sie bei der Bewältigung dieser Herausforderungen unterstützt werden können, ist eine wichtige Frage für die
professionelle Begleitung und das familiäre Umfeld Jugendlicher.
Einfache Rezepte gibt es dafür nicht – doch eine gute Beziehung
zwischen den Beteiligten dient als wichtige Basis für das Finden von
Lösungen und neuen Strategien.
Nicht erst seit Corona spielt sich das Leben von Kindern und Jugendlichen online ab. Unterhaltung und Kommunikation finden
schon seit vielen Jahren im digitalen Raum statt: Bereits die heutige
Elterngeneration konnte in jungen Jahren erste Online-Erfahrungen
machen – wenn auch noch mit anderen Geräten. Gerade in punkto
Kommunikation sind digitale Medien für Kinder und Jugendliche
längst unentbehrlich. Spätestens ab dem Zeitpunkt des ersten eigenen Smartphones wird der Kontakt zu Freund:innen über Messen-

ger-Apps gehalten. Dazu kommen Streaming-Angebote zum Film-schauen, Computerspiele und soziale Netzwerke, in und mit denen sich Kinder und Jugendliche aktiv und passiv unterhalten. Die On-line-Welt hat die Lebenswelt von Kindern und Jugendlichen also deutlich erweitert – auch wenn die analoge Welt weiterhin große Bedeutung hat.

Richtet man den Fokus auf soziale Netzwerke, so fällt auf: Auch wenn sich laufend neue Onlinedienste durchsetzen und hohe Be-liebtheitswerte erfahren, halten sich viele etablierte Netzwerke seit Jahren stabil im oberen Bereich der Popularitätsskala. Trotz der scheinbar ständigen Veränderungen im Ranking bleiben die grund-sätzlichen Bedürfnisse und genutzten Netzwerke also über einen län-geren Zeitraum dieselben.

Was ist seit Corona anders?

Auch wenn vor allem Jugendliche schon zuvor einen Teil ihres Le-bens online verbracht haben: Durch die Corona-Zeit hat sich das Online-Leben der Kinder und Jugendlichen nachhaltig verändert. Insbesondere jüngere Kinder haben ihre Freizeit durch Homeschoo-ling und Homeoffice der Eltern mehr online verbracht. Zwar muss-ten schulische Belange bei vielen Volksschulkindern nicht auf digita-lem Weg erledigt werden – dennoch durften sie zuhause vermehrt Filme anschauen oder Spiele spielen. Auch wenn Homeschooling seit 2021 im Großen und Ganzen der Vergangenheit angehört, ist die gestiegene Online-Zeit nach wie vor eine Herausforderung: So einfach bekomme man die Kinder nicht mehr von den Geräten weg, klagen viele Eltern und erwachsene Bezugspersonen – und auch die Jugendlichen selbst beschreiben immer wieder Situationen, in denen es sehr schwierig sei, sich von Apps oder manchen Spielen zu lösen. Das ist kein Zufall, denn viele Apps und Spiele verfügen über ausge-feilte Taktiken, um die Nutzenden möglichst lange an sich zu bin-den. Sich dem zu widersetzen, wird für Kinder und Jugendliche immer schwieriger. Es ist also naheliegend – wenn auch nicht hilfreich –, dass erwachsene Bezugspersonen neue Begrenzungsstrategien wie Verbote als Ausweg sehen.

Ein weiterer Punkt, der sich durch Corona für viele Jugendliche verändert hat: Digitale Geräte wurden über Nacht von Unterhaltungsmaschinen zu Arbeitsgeräten – für viele keine einfache Situation. Es galt, Arbeitsabläufe ebenso wie die Zusammenarbeit mit Lehrenden und Mitschüler:innen neu zu organisieren, relevante Arbeitsunterlagen zu finden und sich mit der Nutzung digitaler Tools vertraut zu machen. Als sich die Schüler:innen einigermaßen in die neue Situation eingefunden hatten, war die Homeschooling-Phase wieder vorbei – doch das erworbene Wissen ging nicht verloren. Vor allem ältere Jugendliche nutzten ihre neuen digitalen Fähigkeiten auch danach, etwa indem „Discord" weiterhin als Arbeitsplattform genutzt wurde.

Die Folgen dieser Entwicklung traten im Schuljahr 2021/22 zutage: Lehrende beklagten, dass Schüler:innen der Oberstufe nicht mehr auf den Online-Raum als Arbeitsort verzichten wollten, während sie selbst oft froh waren, wieder nur offline arbeiten zu können. Das sorgte für Verstimmungen und führte bei den Lehrenden zur Einschätzung, ihre Schüler:innen würden ein verstärktes Suchtverhalten zeigen. Tatsächlich hatten sich die Jugendlichen aber einfach neue Ressourcen erarbeitet, um ihre Alltagsaufgaben besser erledigen zu können.

Hass im Netz nimmt zu

Als weitere, Corona-bedingte Entwicklung lässt sich eine Zunahme von Hass im Netz bei Kindern und Jugendlichen beobachten. Verletzendes, untergriffiges Verhalten zeigten Jugendliche bislang vor allem in Cyber-Mobbing-Situationen – bei öffentlichen Hass-Nachrichten blieben sie im Vergleich zu Erwachsenen eher zurückhaltend. Dass negative Kommentare im Netz während Corona immer üblicher wurden, hatte aber auch auf sie einen Einfluss: So verfassten Kinder und Jugendliche zunehmend selbst beleidigende Postings, und auch in vielen Klassengruppen wurde der Umgangston oft rauer. Gerade in den 6. Schulstufen kam bei vielen Jugendlichen auch noch der Beginn der Pubertät hinzu – einer Phase, in der sich die Grenzen des „guten Benehmens" ohnehin verschieben.

Auf einem Saferinternet.at-Vernetzungstreffen im Jahr 2021 erzählten einige Teilnehmende – darunter Jugendarbeiter:innen und Lehrende, etwa der Psychologie – von ihrer Beobachtung, dass sich Jugendliche zunehmend mit dem Themenfeld „Mental Health" beschäftigen würden. Das Wissen der Jugendlichen über psychologische Phänomene und psychische Krankheiten habe demnach stark zugenommen. Als Grund dafür wurde angenommen, dass es in sozialen Netzwerken immer mehr Informationen zu solchen Themen gäbe und diese sehr nachgefragt seien. Inwiefern sich hier zwei Phänomene – nämlich die starke psychische Belastung von Jugendlichen in der Corona-Zeit auf der einen und die Suche nach Antworten auf der anderen Seite – gegenseitig beeinflussten und welches zuerst da war, mag nebensächlich sein. Relevant ist aber, was alles in sozialen Netzwerken rund um das Thema Mental Health passierte: Zum einen Wissensvermittlung und damit bis zu einem gewissen Grad auch eine Entstigmatisierung von psychischen Erkrankungen. Fast konnte man den Eindruck gewinnen, dass es heute „dazugehöre", eine solche zu haben – zumindest schien sich die eigene schwierige Situation damit erklären zu lassen. Zum anderen erweckten viele Beiträge in sozialen Netzwerken den Eindruck, dass psychische Krankheiten einfach und schnell zu heilen seien: Durch ein paar Änderungen im Verhalten oder in den Ernährungsgewohnheiten habe man es selbst in der Hand, da wieder rauszukommen. „Quick fixes" schienen es möglich zu machen.

Für die Jugendarbeiter:innen ging es also vor allem um die Herausforderung, die rund ums Thema Mental Health relevanten Informationen gemeinsam mit den Jugendlichen zu bewerten: Wo findet man verlässliche Informationen zu psychischen Belastungen? Wo sind die Grenzen der Selbstbehandlung? Wo braucht es professionelle Unterstützung und wie kann dieser vertraut werden? Und um Jugendliche besser verstehen zu können: was bedeuten neue Begriffe, die ihren Weg in die Welt der Jugendsprache finden, wie etwa das Wort „triggern"? Wie sich hier zeigt, ist Informationsbewertung zu einer besonders wichtigen Kompetenz geworden – im Umgang mit sich selbst und mit der eigenen Internetnutzung.

Doomscrolling – werden alle Jugendlichen depressiv?
Pieh et al. (2021) zeigen in einer Untersuchung auf, dass die Nutzung von Smartphones in der Covid-19-Zeit zu- und das psychische Wohlbefinden abgenommen hat. Oft wird zwischen diesen beiden Phänomenen ein Zusammenhang hergestellt: Jugendliche, die viel online sind, sind demnach auch eher psychisch belastet. Allerdings kommen hierfür mehrere Ursachen infrage: Jugendliche, die sich belastet fühlen, haben viel weniger Antrieb für Tätigkeiten abseits des Smartphones oder suchen so einen Ausweg aus ihrer Situation. Es kann aber auch sein, dass ein erhöhter Smartphone-Gebrauch das Wohlbefinden sinken lässt. Letztendlich lässt sich noch nicht allgemein beantworten, wie erhöhte Mediennutzungszeiten mit der psychischen Situation Jugendlicher und potenziell gesteigertem Suchtrisiko zusammenhängen. Was es jedenfalls braucht, sind Maßnahmen zur Stärkung der Reflexionsfähigkeit Jugendlicher, um hier eine Stärkung der Gesundheitskompetenz zu erreichen (vgl Reer/Quandt 2022).
Vor allem das soziale Netzwerk „TikTok" wird in diesem Kontext immer wieder als problematisch angesehen (vgl. Sha/Dong 2021). Ein Grund dafür könnte das Phänomen des sogenannten „Doomscrolling" sein, das das exzessive Konsumieren von negativen Nachrichten aus dem Internet bezeichnet. In vielen sozialen Medien ist

der Algorithmus dort darauf ausgelegt, möglichst immer interessante Inhalte anzuzeigen und schnell auf das User:innenverhalten zu reagieren: und dies auch mit der Anzeige von zunehmend negativen Nachrichten.

Ein Beispiel aus dem eigenen Erleben: Als ich mit einem neuen Social-Media-Account nach dem Begriff „Österreich" suchte, wurden mir zunächst touristische und kulturelle Bilder gezeigt. Aufgrund meines Verhaltens verschoben sich die Inhalte allerdings sehr rasch in Richtung typisch österreichischer „Originale", die in ihrem Verhalten immer extremer und ausfälliger wurden – und all das innerhalb von 15 Minuten.

Ganz ähnlich könnte es Jugendlichen ergehen, die sich zu psychologischen Themen schlau machen möchten: Sie werden zunächst vielleicht Wissenswertes zu einer gesuchten Krankheit finden, bald darauf aber möglicherweise Berichte von Betroffenen, die immer düsterer und perspektivloser erscheinen. Dass das Netzwerk die User:innen bei der Stange halten möchte, indem es immer extremere Inhalte anzeigt, ist vielen Jugendlichen noch nicht bewusst. Sie brauchen daher Unterstützung bei der Bewertung der ihnen angezeigten Inhalte, um diese adäquat einschätzen zu können. Man müsse sich nicht „in diese Spirale" hineinziehen lassen, wie es eine Jugendliche beschreibt: „Das Leben kann viel schöner sein, als es ,TikTok' mir anzeigt."

Bedeutung von Online-Freund:innen

Bei der Bewältigung von Krisen und neuen Lebenssituationen können Freund:innen eine wichtige Rolle spielen. Wenn sich Interessen und Lebensumstände ändern, werden oft auch neue Freund:innen gesucht – vor allem dann, wenn die bisherigen Freund:innen bei den neuen Interessen nicht mehr mitmachen wollen. Neue Freund:innen werden also überall dort gesucht, wo es mehr zu den neuen Interessen gibt – beispielsweise online. Diese Online-Freund:innen können stärkend, entlastend und motivierend sein. Sie können Halt geben und helfen, über Krisen hinwegzukommen. Erwachsene erkennen diese stützende Wirkung oft nicht – bei ihnen überwiegt häufig die Angst, die Jugendlichen könnten ausbeutenden Erwachsenen auf den Leim gehen und Opfer von Cyber-Grooming werden. Nehmen die erwachsenen Bezugspersonen jedoch wahr, welch stützende Wirkung Online-Freund:innen haben können und beziehen diese – ebenso wie andere Freund:innen – in den Alltag ein, lassen sich solche Risiken reduzieren. Indem immer wieder über die Online-Freund:innen gesprochen wird, können auch heikle Themen – wie die Identität dieser Personen und der Umgang mit kritischen Situationen – angesprochen werden.

Die genannten Themen – der Umgang mit Informationen und Algorithmen sowie mit Freund:innen aus dem Internet – zeigen, welche Rolle erwachsene Bezugspersonen im Leben von Jugendlichen spielen können: Sie können im Gespräch zur Reflexion anregen und andere Perspektiven aufzeigen. Ein gutes Vertrauensverhältnis ist hierfür die wichtigste Basis und bedeutet, mit den Jugendlichen im Gespräch zu bleiben und Interesse an Online-Inhalten zu zeigen. Dies ist gerade in unsicheren Zeiten besonders wichtig – nicht nur für die Kinder und Jugendlichen, sondern auch für die erwachsenen Bezugspersonen: Denn nur durch den Austausch mit Jugendlichen können diese sichergehen, neue Entwicklungen auch selbst mitzubekommen. Kommt dann beispielsweise ein neues soziales Netzwerk auf, können es Erwachsene eigenständig testen, ohne in die Privatsphäre der Jugendlichen einzudringen.

Mehr als Risiken: Unterstützung finden
Teil der Informationsbewertung ist es auch, zu wissen, wo verlässliche Informationen zu finden sind, wie man gefundene Informationen bewertet und wer einen dabei unterstützen kann. Dies können Beratungseinrichtungen sein, aber auch gute Quellen für Fachfra-

gen. Besonders relevant ist es in diesem Zusammenhang, gemeinsam mit den Jugendlichen zu erkunden, wer vertrauenswürdig ist und warum. Dabei lernen die Jugendlichen, wie man solch eine Beurteilung in der Praxis angehen kann.

Für alle Nutzenden – egal ob jung oder alt – stellt es eine Herausforderung dar, auf digitaler Ebene eine zeitliche Balance zu finden. Bereits 2019 erhob Saferinternet.at, wie Jugendliche mit digitalem Zeitstress umgehen. Die Tipps, die sie damals – also noch vor Corona – gaben, sind nach wie vor hilfreich: Vorbeugen – Erkennen – Maßnahmen setzen.

Insbesondere der Punkt der gegenseitigen Unterstützung gewinnt immer mehr an Bedeutung: Wie kann ich meine Freund:innen unterstützen, weniger Zeit online zu verbringen, wenn ich merke, dass der digitale Zeitstress unerträglich wird? Welche Möglichkeiten bieten sich uns als Freund:innen, auch ohne digitale Medien eine gute Zeit miteinander zu verbringen? Wie kommuniziert man miteinander, auch offline? All diese Dinge erfordern Fertigkeiten, die Jugendliche sich erst aneignen müssen – und die sie während der Pandemie unter Umständen nicht entwickeln konnten.

Da aber nicht nur Kinder und Jugendliche mit diesen zeitlichen Herausforderungen konfrontiert sind, sondern so gut wie alle Altersgruppen, spielt auch die Vorbildwirkung eine Rolle: Wie gehen die Erwachsenen mit Stressbewältigung um und welche Rolle spielen dabei digitale Medien? Welche Maßnahmen ergreifen Eltern, um mit Belastungen umzugehen? Wie werden Konflikte in der Online-Welt gelöst – beziehungsweise werden sie überhaupt gelöst? Wie wird auf Frust und Angst reagiert? Dass es auf Kinder und Jugendliche einen Einfluss hat, wie sich ihr Umfeld verhält, gilt für alle Lebensbereiche – also auch für den Umgang mit digitalen Geräten.

Dabei geht es nicht nur darum, wann und wie digitale Geräte genutzt werden, sondern auch um die Inhalte: Wie wird miteinander in den verschiedenen Messenger-App-Gruppen umgegangen? Findet etwa eine gegenseitige Unterstützung statt oder herrscht eine abwertende Form der Kommunikation? Besonders wichtig: Wie wird mit konträren Meinungen innerhalb von Familien oder Freundeskreisen umgegangen? Das Thema Impfen und Verschwörungsmythen sind in diesem Zusammenhang häufige Herausforderungen in Online-Gruppen, wie uns Jugendliche berichten. Angeblich hat Karl Valentin gesagt: Man kann Kinder nicht erziehen, denn sie machen einem alles nach. Das gilt heute sicherlich immer noch genauso wie zu Valentins Zeiten. Und es bedarf eines gehörigen Maßes an Reflexion auf Seiten der Erwachsenen, die sich ja oft selbst in Krisensituationen befinden.

Tipps
zur Unterstützung von Jugendlichen im Umgang mit digitalen Medien und psychischen Belastungen

1. Die eigene Haltung. Eine Offenheit gegenüber Medien führt zu einer Stärkung der Potenziale und Fähigkeiten der Jugendlichen (vgl. Lutz/Wagner 2022) im Umgang mit Medien.

2. Im Gespräch bleiben beziehungsweise wieder ins Gespräch kommen. Sind Gespräche über digitale Erlebnisse Teil des Alltags, können Jugendliche sich bei für sie heiklen Fragen viel eher an ihre erwachsenen Bezugspersonen wenden. Diese können auf neue Entwicklungen wiederum viel schneller eingehen, wenn das Wissen dazu vorhanden ist und nicht erst in einer kritischen Situation erarbeitet werden muss.

3. Ernst nehmen. Auch wenn die psychische Belastung der Jugendlichen im Vergleich zur eigenen vielleicht wenig dramatisch erscheint: Für die Betroffenen kann sie das durchaus sein – und diese dazu verführen, im Internet nach schnellen Antworten zu suchen.

4. Zur Reflexion anregen. Wie jemand auf Informationen reagiert, kann stark von der Lebenssituation, aber auch von der erworbe-

nen Medienkompetenz abhängen. Damit sich die aus digitalen Medien bezogenen Informationen nicht nachteilig auswirken, brauchen Jugendliche Unterstützung bei der Reflexion und keine Abwertung ihrer Ansichten.

5. Die eigene Vorbildwirkung wahrnehmen. Kinder und Jugendliche lernen den Umgang mit digitalen Medien durch Beobachtung und Nachahmung. Dieser Vorbildwirkung kann man sich als erwachsene Bezugsperson nicht entziehen. Dass man auch mit dem eigenen Verhalten nicht immer zufrieden ist, kann man den Jugendlichen gegenüber aber durchaus ansprechen.

6. Bedürfnisse wahrnehmen. Oft sind digitale Medien Ausgangspunkt von Konflikten zwischen Erwachsenen und Kindern oder Jugendlichen – als Beispiele seien hier Handyverbote in Schulen oder anderen Einrichtungen oder Auseinandersetzungen rund um Computerspiele in der Familie genannt. An solchen Konflikten werden andere Themen und Erziehungsfragen abgehandelt. Allerdings bilden digitale Medien die Grundlage für die Erfüllung wichtiger jugendlicher Bedürfnisse. Diese Bedürfnisse müssen wahrgenommen werden, bevor die eigentlichen Konflikte oder dahinterstehenden Themen gelöst werden können.

7. Hilfe suchen und annehmen. Der Umgang mit Jugendlichen in einer Krisensituation kann deren erwachsene Bezugspersonen verunsichern – umso mehr, wenn auch noch eine eventuell fremde Welt wie die digitale hinzukommt. Hier Hilfe anzunehmen, sei es durch Kolleg:innen oder Beratungseinrichtungen, kann entlastend sein. Zugleich signalisiert es den Jugendlichen, dass Hilfe zu suchen auch wirklich eine Option ist.

 Saferinternet.at bietet zu vielen Themen
weiterführende Informationen und Hilfestellungen
für erwachsene Bezugspersonen:
www.saferinternet.at

 Beratung für Kinder und Jugendliche:
www.rataufdraht.at

Literaturverzeichnis

Klaus Lutz/Ulrike Wagner: Medienpädagogik im Kontext von Mediensuchtprävention. In: Merz August 2022.

Pravane Institute, Tactical tech: Unboxing Tech Toolkit.

Pieh, Christoph; Plener, Paul L. and Probst, Thomas and Dale, Rachel and Humer, Elke: Mental Health in Adolescents during COVID-19-Related Social Distancing and Home-Schooling (March 1, 2021).

Reer Felix, Quandt Thorsten: Verstärkte Mediennutzung: Zunahme der Suchtgefahr? In: Merz August 2022, S.11.

Saferinternet.at: Digitaler Zeitstress. Studie zum Saferinternet-Day 2019.

Sha, P.; Dong, X: Research on Adolescents Regarding the Indirect Effect of Depression, Anxiety, and Stress between TikTok Use Disorder and Memory Loss. Int. J. Environ. Res. Public Health 2021, 18, 8820.

Mirza und die magischen Kräfte

Kindheit, Flucht und Trauma

Von Werner Lausecker

Mag. Werner Lausecker arbeitet als Psychotherapeut in Ausbildung
unter Supervision beim Betreuungszentrum für Folter- und
Kriegsüberlebende „Hemayat" in Wien, in der persönlichen
Betreuung beim Verein LOK, und ist Historiker.

Mirza D. wurde 2009 in Syrien geboren. Der Name des
Klienten und einige biografische Angaben wurden hier
anonymisiert und zum Schutz der therapeutischen
Vertraulichkeit und Verschwiegenheit zum Teil auch
verändert. Er und seine Familie gehörten dort einer
Minderheit an. Seine ersten Lebensjahre waren noch nicht
unmittelbar vom Bürgerkrieg gezeichnet. Aufgrund der
unmittelbaren Bedrohung durch die Angriffe und den Terror
der jihadistischen Miliz „Islamischer Staat" (IS)
verschlechterte sich die Situation der Familie 2014
lebensbedrohend. Der Vater kämpfte in einer Miliz, welche
die Angriffe des IS abzuwehren versuchte. Seit 2015 wird er
vermisst, sein Schicksal ist ungeklärt. Im selben Jahr sah sich
die verbliebene Familie zur Flucht aus Syrien über das

Mittelmeer nach Europa gezwungen. Nach einer lebensbedrohlichen Flucht gelangte die Mutter mit Mirza und seinen Geschwistern nach Österreich. Mirza hegt weiterhin die bange Hoffnung auf eine Rückkehr seines Vaters. Der Familie wurde in Österreich Asyl als Flüchtlinge gemäß der Genfer Flüchtlingskonvention zuerkannt. Mirza wohnt mit Mutter und Geschwistern in einer gemeinsamen Wohnung. Er besucht eine Mittelschule in Wien.

Mirza wurde von seiner Mutter im Oktober 2019 beim Betreuungszentrum für Folter- und Kriegsüberlebende „Hemayat" zur Therapie angemeldet. Das Erstgespräch fand im Dezember 2019 statt. Dabei brachte die Mutter ihre Sorge zum Ausdruck, dass sich Mirza oft nicht gut fühle und im Alltag und in der Schule immer wieder Schwierigkeiten habe. Sie beschrieb ihren Sohn als schwierig: er sei eigenwillig und orientiere sich strikt an seinen eigenen Vorstellungen. Sein Verhalten wirke deshalb für sie und andere immer wieder herausfordernd, irritierend oder auch verstörend. Mirza vermisse zudem seinen Vater schmerzlich. Aufgrund der längeren Warteliste bei Hemayat konnte nicht gleich ein Therapiebeginn in Aussicht gestellt werden. Ende Mai 2020 fand dann die erste Psychotherapiestunde bei Hemayat mit Mirza, seiner Mutter und mir statt.

Bis auf wenige Ausnahmen nimmt Mirza die wöchentlich angebotenen Therapiestunden verlässlich wahr. Die ersten acht Therapiestunden fanden gemeinsam mit der Mutter statt. Mirza verbindet eine tragfähige und sehr gute Beziehung mit seiner Mutter. Nach dem Aufbau einer vertrauensvollen Therapiebeziehung wollte Mirza künftig alleine zu den Stunden kommen. Sein Wunsch entsprach auch meiner therapeutischen Einschätzung. Wir besprachen im Sinn der Stärkung seiner Autonomie, dass die

Therapiestunden ein Raum für seine eigenen Wünsche, Ziele und Vorstellungen sein sollten. Nach Mirzas Wahrnehmung und auch nach meinem Eindruck hat sich für ihn seit Beginn der Therapie einiges verbessert, doch gibt es immer wieder auch Rückschläge. Es bleibt viel zu tun. Die Therapie läuft weiter, ein Ende ist derzeit nicht absehbar.

In der psychotherapeutischen Arbeit mit Mirza wurden und werden Anzeichen einer komplexen posttraumatischen Belastungsstörung und einer dissoziativen Störung wahrnehmbar. Ebenso nehme ich im Umgang mit Mirza aber auch viele Ressourcen und Resilienzfaktoren wahr. Er verfügt über eine sehr gute Artikulationsfähigkeit und eine ausgeprägte Begabung, sowohl erlebte Situationen wie auch emotionale Erfahrungen anschaulich zu beschreiben. Zudem kann er oft durchaus bestimmt zum Ausdruck bringen, was er möchte und nicht möchte. Vor allem aber erlebe ich Mirza in der Therapie als sehr beziehungsfähig.

Am Anfang der Gespräche mit Mirza standen Probleme im Schulalltag im Vordergrund. Er erlebte und erlebt dabei immer wieder Momente, die er selbst nicht versteht. Er beschreibt diese Momente als ein plötzliches Stehenbleiben im Alltag. Er erzählt davon, wie er in Bewegung und im Handeln das Gefühl hat zu erstarren und wie sich dabei seine Sinneswahrnehmungen einschränken und verändern. In psychotherapeutische Sprache übersetzt, lassen sich diese Momente als Dissoziationserfahrungen beschreiben, das heißt in Alltagssituationen kann es zu einer Abspaltung von Gedanken, Wahrnehmungen und Gefühlen kommen. In solchen Momenten kann das gegenwärtige Erleben von einer anderen Vorstellungswelt eingeholt werden. Diese psychischen Prozesse dienen in potenziell traumatisierenden Situationen, oder wenn später Erinnerungen an solche

Situationen getriggert werden, dem seelischen Schutz. Dissoziationserfahrungen können in solchen späteren Situationen nach traumatisierenden Erfahrungen aber auch eine unkontrollierbare und belastende Unterbrechung des Alltags darstellen. Gemeinsam versuchten wir, diese Situationen zu rekonstruieren: Sie treten vornehmlich im Zusammenhang mit als Konflikt, Bloßstellung oder Mobbing erlebten Situationen im Schulalltag oder in der Freizeit im Hof der Wohnhausanlage mit Gleichaltrigen auf. Aus therapeutischer Perspektive können darin Momente der Aktualisierung traumatischer Erfahrungen gesehen werden. Um eine weitere Perspektive auf diese Situationen zu erhalten, habe ich, in Absprache mit Mirza und seiner Mutter, Kontakt mit seinem Klassenlehrer aufgenommen und ihn gebeten, seine Wahrnehmungen von Mirza und insbesondere von solchen Situationen mit mir zu teilen. Dabei stellte sich heraus, dass die Initiative, Mirza ein psychotherapeutisches Angebot zu ermöglichen, von ihm ausgegangen war. Aufgrund seiner Wahrnehmungen im Schulalltag hatte er Mirza und seiner Mutter empfohlen, sich an Hemayat zu wenden. Es war ihm ein großes Anliegen, Mirza ein besseres Umgehen mit diesen wiederkehrenden und belastenden Momenten zu ermöglichen. Unter traumatherapeutischen Gesichtspunkten erfordert die beschriebene Problemlage ein ressourcenorientiertes Arbeiten in der Gegenwart. Es geht in dieser Phase des Therapieprozesses vor allem darum, gemeinsam mit Mirza seine Fähigkeiten im Umgang mit solchen, für ihn schwierigen Momenten zu stärken. Das gelang bislang gut. Zu diesem Zeitpunkt wäre eine direkte Auseinandersetzung mit belastenden und traumatisierenden Erfahrungen in der Vergangenheit verfrüht. Im Lauf der bisherigen Therapie

beschrieb Mirza, ergänzend zu der engen Bindung an seine
Mutter, eine starke innere Bindung an seinen Vater, mit dem
er viele gute Erfahrungen in seinen ersten Kindheitsjahren
verbindet.

Diese Entwicklungsphase nennt Selma Fraiberg (1996) die
„magischen Jahre", in denen Kinder ab dem dritten
Lebensjahr fantastische Geschichten entwerfen, um Erlebtes
und für sie Unverständliches in ihre Weltwahrnehmung zu
integrieren. Dabei können Objekten und Personen magische
Kräfte zukommen. In der therapeutischen Arbeit mit Mirza
entsteht für mich der Eindruck, als würde ihn der abwesende
Vater weiter mit magischen Kräften begleiten und ein
innerer Gesprächspartner bleiben, der alles verstehen kann,
was Mirza erlebt hat und erlebt. Besonders auch in den
gefährlichen Momenten der Flucht ohne den Vater erlebte
Mirza die innere Bindung an diesen als bestärkend. Er war
für ihn da und gab ihm Mut und Kraft. Die innere Bindung
an den Vater half ihm so auch, dramatische und sehr
gefährliche Situationen zu überstehen und die Erinnerung
daran psychisch zu integrieren. Diese starke Vaterbindung
erweist sich im Therapieprozess einerseits als wichtige
Ressource, andererseits verunsichert Mirza die Ungewissheit
über das Schicksal seines Vaters.

Schon in den ersten Therapiestunden erzählte Mirza von
seiner Begeisterung für die Manga- und Anime-Serie „One
Piece". Er zeigt sich dabei fasziniert von der Hauptfigur
Monkey D. Ruffy, dem er sich verbunden fühlt.
Therapeutisch gesprochen identifiziert er sich sehr stark mit
Ruffy, der Kapitän der Strohhutbande und der Sohn des
„Revolutionärs" Monkey D. Dragon ist. Ruffys „großer
Traum" ist es, das One Piece, einen sagenumwobenen
Schatz, zu finden und damit König der Piraten zu werden.

Er hat als Kind von der Gum-Gum-Frucht gegessen und besitzt daher einen dehnbaren Gummikörper. Ruffy erscheint auf den ersten Blick immer lebhaft, sorg- und ziellos und sehr neugierig. Findet er aber ein Ziel, lässt er es nicht mehr aus den Augen und gibt keinesfalls auf." Wenn Mirza von One Piece und Monkey D. Ruffy erzählt, scheinen für ihn in meiner Wahrnehmung keine klaren Trennlinien zwischen Fantasie und Realität zu bestehen. Mir fiel in den ersten Therapiestunden, als seine Mutter noch anwesend war, auf, dass sie beunruhigt über diese Grenzenlosigkeit schien. Sie machte das in seiner Anwesenheit jedoch nicht explizit zum Thema, wohl um ihn nicht zu verletzen, so meine Hypothese, brachte ihre Irritation und Verunsicherung aber durch Blicke mir gegenüber zum Ausdruck. In einem späteren Elterngespräch bestätigte sie diesen Eindruck auch. Mirza hat, entsprechend seiner tief empfundenen Verbindung mit Monkey D. Ruffy, von sich das Bild, über außergewöhnliche Fähigkeiten und Kräfte zu verfügen. Ähnlich Sindbad dem Seefahrer in den Erzählungen aus Tausendundeiner Nacht, wünschte er sich, im Besitz unbesiegbarer Kräfte zu sein. Die Kontrolle dieser ungewöhnlichen Kräfte würde ihm, so Mirza, aber zugleich hohe Verantwortung abverlangen, wollte er in Konfliktsituationen andere nicht verletzen. Er betonte dabei auf Nachfrage, dass diese Vorstellungen aus seiner Sicht nicht religiös konnotiert oder assoziiert seien.
Was anfänglich aus therapeutischer Sicht als kindliche Imagination oder fantastisch überhöhtes Selbstbild erscheinen mochte, erwies sich im Verlauf der weiteren Therapie als psychische Verarbeitungsform und wichtige Ressource im Umgang mit potenziell schwerwiegend traumatisierenden Situationen. Mit wachsendem Vertrauen

begann Mirza von sich aus über solche Situationen zu
erzählen. Sein Erzählen war dabei nicht im Rahmen einer
Trauma-Konfrontations-Phase therapeutisch initiiert,
sondern ging von ihm aus. Ich sah es als therapeutisch
hilfreich und geboten, sein Bedürfnis, zu erzählen, innerhalb
der von mir zu verantwortenden therapeutischen Grenzen zu
respektieren und ihm zuzuhören. Aus seinen Erzählungen
wurde und wird deutlich, dass Mirza bereits als jüngeres
Kind so viel – für mich oft nur schwer erträgliches –
Traumatisches erlebt hatte, dass er in seiner Vorstellungswelt
ein Abenteuer nach dem anderen in der Sicherheit seiner
schier außergewöhnlichen und magischen Kräfte bestehen
konnte und kann. Um diese Kräfte zu erhalten, kann Mirza
keine klaren Grenzen zwischen realer und magischer Welt
ziehen. Eine direkte therapeutische Konfrontation würde
damit eine seiner wichtigsten seelischen Ressourcen
gefährden. Mirzas Erzählen über Erlebtes kann im manchen
Momenten nur in zum Teil imaginären oder magischen
Vorstellungs- und Bildwelten Gestalt annehmen. Es bleibt
nach meiner Wahrnehmung häufig innerhalb der
Vorstellungswelt seines jeweiligen Lebensalters zum
Zeitpunkt des Erlebens. Die traumatisierende Vergangenheit
kann so in halbwegs sicherer Distanz zur Gegenwart des
Erzählens verbleiben. Dabei ist in meiner therapeutischen
Wahrnehmung auch nicht immer unterscheidbar, was eine
Verbindung erlebter Erfahrung mit kindlichen Fantasien ist
und was meine Vorstellungsfähigkeit als Mensch und
Therapeut übersteigt, etwa dann, wenn Mirza erzählt, wie
Kinder aus seiner Umgebung im Zuge von
Kriegshandlungen ermordet wurden oder wie das kleine
Boot, in dem er mit seinen Geschwistern, der Mutter und
anderen das Mittelmeer überquerte, längere Zeit

manövrierunfähig mit defektem Motor dahintrieb und in den Wellen zu kentern drohte. Mirza und die anderen Insassen des Bootes wurden erst spät durch ein anderes Schiff gerettet, Mirzas Erzählungen nach im schier letzten Moment.

Ich folge seit Jahren Medienberichten über die systematischen Menschenrechtsverletzungen an den EU-Außengrenzen und das durch willentliche Ignoranz verursachte Sterben von flüchtenden Menschen im Mittelmeer. Ebenso verschließe ich nicht die Augen vor dem Terror und den Kriegsverbrechen im syrischen Bürgerkrieg. Dieses Wissen ist eine wichtige Voraussetzung für mich, um die realen Anteile von Mirzas mit imaginären Elementen verbundenen Erzählungen anzuerkennen und dem Erzählten mein Vertrauen geben zu können. Und doch übersteigt das, was er mir erzählt, manchmal meine Vorstellungsfähigkeit, wenn Mirza mir als Mensch, als Kind gegenübersitzt. Diesen Erzählungen Raum zu geben, ist – innerhalb eines behutsam und umsichtig hergestellten sicheren therapeutischen Rahmens – unabdingbar, um die Erzählfäden in den psychotherapeutischen Prozess einzuweben. So ist und bleibt es meine Verantwortung als Therapeut und Mitmensch, auch entgegen meinen eigenen Abwehrreaktionen an den Grenzen meiner Vorstellungsfähigkeit zuzuhören. Auch wenn etwas in mir manchmal vermeiden will, mich dem Erzählten auszusetzen, auch wenn es fachliche Rechtfertigungen dafür gäbe, mich diesen Erzählungen zu verwehren, halte ich es für wichtig, Mirza und seinen Erzählungen zuzuhören. Nur so kann er die Erfahrung machen, zu erzählen und von einem Erwachsenen aufrichtig gehört zu werden. Diese Erfahrung der Mitmenschlichkeit im therapeutischen Rahmen kann auch mich an meine

seelischen Grenzen bringen. Die Herausforderung ist und
bleibt, gut abzuwägen, was für Mirza und mich integrier-
und bearbeitbar ist, und wann es zu viel für eine Stunde
wird.
In der überwiegenden Zahl der Stunden sind solche Trauma-
Erzählungen aber kein Thema. Diese Momente waren und
sind Ausnahmesituationen. Viel öfter sind Mirzas
gegenwärtiger Alltag, seine Gefühle und Gedanken oder
auch andere Kindheitserfahrungen Themen der
Therapiestunden. Wenn Mirza über positive
Kindheitserfahrungen, etwa mit seinem Vater oder im Haus
und Garten seiner Kindheit, erzählt, dann berichtet er wie
ein Zwölfjähriger, der auf frühere Lebensphasen
zurückblickt. Auch in den Stunden, in denen es um
Gegenwartsthemen geht, nehme ich ihn als vielfach
begabten und hellwachen Zwölfjährigen wahr. Seine
fallweisen Erzählungen über traumatische Erfahrungen
wirken für mich dagegen manchmal wie abgekapselt in
früheren kindlichen Entwicklungsphasen zum Zeitpunkt des
Erlebens. Um Mirzas Erzählungen gerecht zu werden, bedarf
meine therapeutische Perspektive aber auch laufend der
interkulturellen Reflexion, da Erzählformen nicht nur
altersabhängig, sondern auch kulturell bedingt sind.
In der gegenwärtigen Phase der Psychotherapie ist es Thema
und Herausforderung, gemeinsam mit Mirza im Blick auf
seine Vorstellungswelten eine Annäherung an das
Realitätsprinzip zu finden. Dass er seine magischen
Erzählungen mit einem Erwachsenen teilen möchte, mag
sich als ein wichtiger Schritt auf diesem Weg erweisen. Mirza
kann, wie Monkey D. Ruffy, mit seinen außergewöhnlichen
Kräften und der besonderen Elastizität seines Körpers,
vorsichtig, achtsam und zugleich konsequent eine neue

Erzählung über sich und die Welt finden. Bislang hält er seine traumatischen Erfahrungen in einer zum Teil imaginären Welt auf Distanz und verfängt sich immer wieder darin. In diesen Situationen entstehen Dissonanzen zwischen verschiedenen Erlebniswelten, die ihn erstarren oder innehalten lassen.

Mirza möchte immer wieder seine angenommenen magischen Kräfte in Mutproben auf Kletterbäumen und bei anderen Gelegenheiten an der Realität messen. Zu diesem Sich-an-der-Realität-Messen gehört auch, sich damit auseinanderzusetzen, dass Mirzas erhoffte Qualitäten als Anführer – ähnlich denen von Monkey D. Ruffy – von anderen Gleichaltrigen oft nicht in der von ihm gewünschten Form wahrgenommen werden. Diese Konfrontationen mit Gleichaltrigen können für Mirza schmerzhaft sein, erschüttern ihn aber nicht in dem Glauben an seine besonderen Kräfte. Vielmehr lassen sie ihn zum Selbstschutz vorsichtig darin werden, anderen Gleichaltrigen von seinen angenommenen Kräften zu erzählen.

Zu Mirzas Selbstschutz und zum Schutz anderer haben wir in der Therapie verbindlich vereinbart, dass Mirza andere und sich selbst nicht gefährden soll und darf. Daran hält er sich mit großer Gewissenhaftigkeit. Die gemeinsame Verantwortung gegenüber diesen Vereinbarungen evaluieren wir laufend. Dabei hat sich herausgestellt, dass diese Vereinbarungen genauso auch seinem ganz eigenen Wunsch entsprechen, andere und sich nicht zu gefährden.

Umgekehrt erschien und erscheint es mir als grundlegende therapeutische Aufgabe, den Weg der Annäherung an das Realitätsprinzip so zu gestalten, dass Mirza das Tempo selbst bestimmen und seine kindlichen Fantasie- und Vorstellungswelten für sich so lange bewahren kann, wie er sie für seine psychischen Entwicklungs- und Verarbeitungsprozesse benötigt. Diese Fantasie- und Vorstellungswelten sind für ihn nach meiner Wahrnehmung zu einer lebenswichtigen und tragfähigen Ressource im Umgehen mit seinen traumatisierenden Erfahrungen und der Ungewissheit, seinen Vater betreffend, geworden.

Die Psychotherapie kann für Mirza den Rahmen bieten, in dem er mithilfe der Weiterentwicklung der eigenen Ressourcen und der gefestigten Therapiebeziehung für sich weiterführende Umgehensweisen mit seinen traumatisierenden Erfahrungen entwickeln kann. Zugleich soll sie ihm die Möglichkeit bieten, zu lernen, mit getriggerter Aktualisierung dieser Erfahrungen in der Gegenwart und den daraus hervorgehenden Dissoziationserfahrungen so umzugehen, dass er seinen Alltag gut bewältigen kann, seine soziale Integration stärkt und sich und anderen nicht schadet. Mirzas hohe Kooperationsbereitschaft im therapeutischen Prozess und seine, trotz aller traumatischen Erfahrungen, aufgrund guter Bindungserfahrungen ungebrochene Fähigkeit zu vertrauen, bieten sehr gute Voraussetzungen, dass er seinen Lebens- und Bildungsweg gut weitergehen und seine vielen Ressourcen und Begabungen bestmöglich entwickeln kann. Wenn ihn die Therapie bei Hemayat dabei unterstützen kann, ist sehr viel von dem erreicht, was Psychotherapie ermöglichen kann.

Literaturverzeichnis

Fraiberg, Selma (1996): Die magischen Jahre. Familiäre Beziehungen in der frühen Kindheit, Hamburg.

Zuversichtlich leben

Erholung, Widerstand, Wachstum

Von Barbara Juen und Silvia Exenberger

Univ. Prof.[in] Dr.[in] Barbara Juen arbeitet am Institut für Psychologie der Universität Innsbruck. Dr.[in] Silvia Exenberger ist Klinische Psychologin und Gesundheitspsychologin.

Resilienz wurde in der Psychologie lange Zeit als Stärke definiert im Gegensatz zu Verwundbarkeit als Anfälligkeit für psychische Erkrankungen. Ausschlaggebend für die Resilienzforschung waren die Arbeiten von Antonovsky und Werner (1997, 2007). Kinder, die sich trotz widriger Umstände normal entwickelten, galten als resilient. Resilienz wurde als eine Mischung aus Persönlichkeitseigenschaften gesehen, die die Kinder befähigen, mit schwierigen Ereignissen und Erfahrungen in einer Weise umzugehen, die es ihnen ermöglicht, zu einem normalen Funktionieren und einer normalen Entwicklung zu gelangen (siehe Masten et al., 1990, Bonanno, 2004). Inzwischen hat sich der Blick auf Resilienz erweitert und verändert. Zunächst wurde Resilienz nicht mehr als Eigenschaft einer Einzelperson, sondern als ein Charakteristikum von Gruppen und Gemeinschaften betrachtet (siehe Community Resilience, z.B. Norris et al. 2008). Zudem wird Resilienz heute nicht mehr als das Gegenteil von Vulnerabilität betrachtet. Ein Kind kann durchaus resilient und verwundbar zur selben Zeit sein.

Sucht man heute nach einer Definition des Begriffes Resilienz, so findet man sehr viele verschiedene Konzepte (Almedom und Landon

2007, Bengel und Lyssenko 2012). Lepore und Revenson (2006) haben aus der Fachliteratur drei Dimensionen der Resilienzdefinitionen herausgefiltert. Erstens die Erholungsfähigkeit (engl. recovery): Hier wird Resilienz als Prozess betrachtet, ähnlich der Elastizität eines Grashalmes oder eines Stehaufmännchens, das sich aufgrund der Einwirkung von außen biegt, um dann zur ursprünglichen Form zurückzukehren. Umgelegt auf das Kind bedeutet das, dass dieses zwar einem Stressor ausgesetzt und deutlich belastet ist, dass es aber nach dem Abklingen des Stressors und der akuten Stressreaktionen wieder zur normalen Funktionsfähigkeit und Entwicklungsfähigkeit zurückkehrt.

Eine andere gängige Lesart für Resilienz ist die eher starre Form der Widerstandsfähigkeit oder Resistenz (engl. resistance), veranschaulicht durch das Bild eines Baumes, dessen Stamm, Wurzeln und Äste so stark sind, dass Wind und Wetter ihm nichts anhaben können. Eine dritte Lesart sieht Resilienz in Bewegung als Wachstumsfähigkeit oder Rekonfiguration (engl. reconfiguration). Bezogen auf die Analogie des Baumes ist es das Narrativ, dass sich der Baum an den Wind anpasst und so wächst, dass ihm dieser in Zukunft möglichst wenig anhaben kann. Von den Autor:innen wird diese Definition mit (posttraumatischem) Wachstum gleichgesetzt (Lepore und Revenson, 2006, S. 27).

Wir gehen in unserer Sichtweise auf Resilienz davon aus, dass diese alle drei Dimensionen umfasst, Erholungsfähigkeit, Widerstandsfähigkeit und Wachstumsfähigkeit. Wir denken auch, dass alle drei Aspekte bei Kindern gefördert werden sollten, um ihnen optimale Entwicklungschancen zu bieten. Zudem gehen wir davon aus, dass die Resilienz eines Kindes nie nur in ihm selbst liegt, sondern maßgeblich durch seine soziale, kulturelle und materielle Umwelt mitbestimmt wird.

Resilienz erschließt sich aus Risiko- und Schutzfaktoren und kann nicht direkt gemessen werden (Masten und Obradovic, 2008). Resilienz wird daher inzwischen als ein erlern- und veränderbarer multidimensionaler Prozess betrachtet, der zwischen Person und Umwelt stattfindet. Resilienz wird daher nicht mehr als Personeneigenschaft verstanden, sondern man geht von einer Resilienz-Konstellation aus, welche sich aus den Aspekten Herausforderung, vermittelnde Faktoren und Ressourcen zusammensetzt (vgl. Sonnenmoser, 2006, S. 50, zitiert nach Moritz, 2011).

Vulnerabilität auf der anderen Seite benennt die Wahrscheinlichkeit, mit der eine Person aus einem widrigen Ereignis heraus (psychische) Störungen entwickelt. Verwundbarkeit ist ebenso wie Resilienz keine Eigenschaft eines Einzelnen. Ebenso wie Resilienz muss auch Vulnerabilität multidimensional und in Interaktion mit Umweltfaktoren verstanden werden. Ein Charakteristikum allein reicht nicht aus, um Vulnerabilität zu definieren. Wir sprechen hier von Intersektionalität. So sind beispielsweise Mädchen in Katastrophen nur dann verwundbarer als Jungen, wenn man Dimensionen wie Kultur, Ethnizität oder gesellschaftlichen Status mitberücksichtigt (siehe dazu zum Beispiel Enarson, Fothergill, und Peek 2017; Enarson und Meyerles, 2004; Enarson und Morrow, 1998).

Nach Grotberg (1995a) wird Resilienz aus drei Quellen gespeist: Ich HABE, Ich BIN und Ich KANN. Diese Resilienzquellen ergaben sich aus der Beantwortung der Forschungsfrage des International Resilience Project (IRP): „Welche Handlungsweisen anderer (Erwachsene, ältere Kinder) führen dazu, dass Kinder resilient sein können?" Die Antworten von Kindern und Erwachsenen aus 22 Ländern, verteilt auf Europa, Afrika, Mittel- und Südamerika, Nordamerika und Länder im Pazifikraum ließen sich in ein kulturübergreifendes Konzept der Resilienz einteilen: Die Ich-HABE-Quelle umfasst Unterstützung rund um das Kind und Hilfe, die von außen zur Verfügung gestellt werden sollte. Dabei handelt es sich beispielsweise um vertrauensvolle Beziehungen und Vorbilder, aber auch um Zugang zum Gesundheitssystem, zu Bildung, Sicherheit und Wohlfahrt. Bei der Ich-BIN-Quelle liegt der Fokus auf der inneren und persönlichen Stärke eines Kindes. Sie schließt Faktoren wie Gefühle, Einstellungen und Meinungen ein; sozusagen alles, das innerhalb eines Kindes liegt. Diese „Stärke in der Person beziehungsweise im Kind" sollte gefördert und entwickelt werden, indem ein Kind zum Beispiel erfährt, dass ihm selbst respektvoll begegnet werden soll und es andere wiederum mit Respekt behandelt. Die Ich-KANN-Quelle stellt die erworbenen und erlernten Fähigkeiten des Kindes in den Vordergrund (Grotberg, 2001). Es handelt sich um eine soziale und interpersonale Kompetenz, die sich ein Kind mithilfe anderer aneignet, das heißt, es erwirbt „Werkzeuge" zur Interaktion mit anderen und zur Lösung von Problemen. Beispiele für die Ich-KANN-Resilienzquelle sind das Finden von Lösungen für Probleme oder die Regulierung der eigenen Gefühle und Impulse.

Resilienzförderung

Resilienzförderung kann auf jeder der drei Dimensionen Erholungsfähigkeit, Widerstandsfähigkeit oder Wachstumsfähigkeit ansetzen. Sie kann zudem am einzelnen Kind, an der Gruppe, der Familie oder auf der gesellschaftlichen Ebene wirksam werden. Beginnend auf der individuellen Ebene kann Grotbergs Konzept zur praktischen Anwendung kommen. Grotberg (1995b) hat einen Leitfaden zur Resilienzförderung entwickelt, in dem sie mithilfe von praktischen Beispielen – sogenannten Fallvignetten – zeigt, wie Erwachsene und andere Bezugspersonen die Resilienz von Kindern fördern können. Exenberger und Wolf sprechen von der Aneignung einer resilienzfördernden Grundhaltung, die das Fundament einer „resilienzfördernden Kommunikation" darstellt. Wenn das Kind nun einer belastenden Situation ausgesetzt ist und eine Bezugsperson davon erfährt, sollte sie im Gespräch mit dem Kind nach Möglichkeit alle drei Resilienzquellen oder zumindest zwei stärken. Dies soll anhand einer realen Fallvignette (adaptiert nach Grotberg, 2011) verdeutlicht werden: Ein fünfjäh-

riger Junge kommt nach Hause und erzählt seiner Mutter: „Ein großer Junge ärgert mich dauernd. Er schubst mich und manchmal
schlägt er nach mir. Ich sag ihm, er soll aufhören, und er tut das auch,
aber nur kurz, dann fängt er wieder an. Ich habe richtig Angst vor
ihm." Als die Mutter die Geschichte ihres fünfjährigen Sohnes hörte,
reagierte sie folgendermaßen: Sie hörte ihrem Sohn aufmerksam zu
und sagte ihm, wie leid ihr das täte und sie tröstete ihn. [Damit be-
stärkte sie die Ich-HABE-Resilienzquellen ihres Sohnes: „Ich habe
Menschen in meiner Nähe, denen ich vertraue und die mich lieben,
egal was passiert" und „Ich habe Menschen um mich, die mir helfen,
wenn ich in Gefahr bin."] Dann bestätigte sie ihm, dass es gut und
richtig ist, ihr von dem Vorfall zu erzählen. [Damit regt die Mutter
die Ich-KANN-Resilienzquellen ihres Sohnes an, indem sie ihm das
Gefühl gibt „Ich kann mit anderen über Dinge sprechen, die mich
stören oder beängstigen" und „Ich kann Hilfe finden, wenn ich sie
brauche."] Die Mutter bot ihrem Sohn an, mit der Kindergartenpäd-
agogin zu sprechen oder mit den Eltern des anderen Jungen. Mit
diesem Angebot wollte sie ihm auch die Möglichkeit geben, zu lernen
sich unabhängig zu entscheiden. [So fördert die Mutter die
Ich-BIN-Resilienzquellen ihres Kindes, da sie ihm verdeutlicht, dass
sie in ihm eine Person sieht, die weiß „Ich bin eine liebenswerte Person" und „Ich bin zuversichtlich."] Der Junge spürte, dass er seine
Gefühle frei äußern und mögliche Problemlösungsvorschläge annehmen konnte. Er erkannte, dass er selbst Teil der Lösung war und wollte auch wissen, was er als nächstes tun könnte.
Laut Grotberg (1995) können resiliente Kinder (a) aus den inneren
Stärken schöpfen, die Bezugspersonen ihnen zu entwickeln helfen
(Ich BIN), (b) auf die sozialen und zwischenmenschlichen Fähigkei-
ten zurückgreifen, die Bezugspersonen ihnen vermitteln (Ich
KANN), und (c) auf die Ressourcen und die Unterstützung zurück-
greifen, die Bezugspersonen oder andere zur Verfügung stellen (Ich
HABE).

Auf der Ebene der Familie bedeutet Resilienzförderung immer auch Förderung des gesamten Familiensystems. Erholungsfähigkeit erfordert auf dieser Ebene ausreichende Ressourcen für alle beteiligten Personen. Nach Masten (et al. 1990) ist dieser Prozess am besten beschrieben als die Magie des Gewöhnlichen („Ordinary Magic"). Sie postuliert, dass Kinder nach außergewöhnlichen Ereignissen nicht das Außergewöhnliche brauchen, sondern das Gewöhnliche: ganz normale sensible verfügbare Bezugspersonen sowie entsprechende soziale und materielle Ressourcen wie eine funktionsfähige Schule oder Kindergarten und ausreichende materielle Ressourcen. Widerstandsfähigkeit erwirbt das Kind zum einen im Laufe seiner Entwicklung, sofern es gesunde Aufwachsbedingungen vorfindet, zum anderen hängt Widerstandsfähigkeit immer auch mit der Widerstandsfähigkeit der sozialen Systeme zusammen, in denen das Kind aufwächst. Und Wachstumsfähigkeit schließlich braucht Bedingungen, in denen Kinder die Möglichkeiten zur Exploration haben, in dem sie zwar Grenzen erfahren und schwierige Situationen durchleben, aber zugleich Rückhalt durch sensible verfügbare Bezugspersonen und Systeme vorfinden. Judith Glück beschreibt vier Aspekte, die die Entwicklung zur „Weisheit" fördern, mit dem More-Life-Experience-Konzept. Der Faktor Meisterschaft meint die grundlegende Überzeugung, dass man durch schwierige Situationen irgendwie durchkommen wird. Offenheit bedeutet, dass man offen ist für Neues und tolerant gegenüber fremden Standpunkten. Reflexionsfähigkeit meint die Fähigkeit, komplexe Probleme verstehen und komplexe Lösungsansätze tolerieren zu können, und Empathie basiert auf der Fähigkeit, die eigenen (negativen) Emotionen zu regulieren. Alle drei Aspekte müssen in Familien und sozialen Systemen gestärkt werden, um Resilienz zu fördern.

Auf der gesellschaftlichen Ebene verweisen wir auf die psychosoziale Interventionspyramide (IASC, WHO in Bundesministerium für Gesundheit und Soziales, 2021). Es geht dabei um einen Multi-Ebenenansatz der Resilienzförderung nach Katastrophen. Dabei müssen auf jeder Ebene der Pyramide entsprechende Ressourcen vorhanden sein beziehungsweise zur Verfügung gestellt werden.

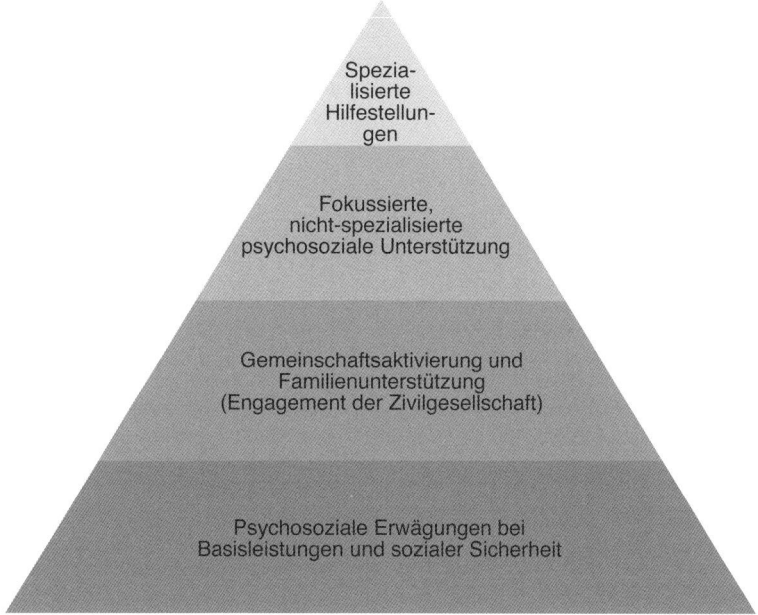

Auf der untersten Ebene müssen für alle Menschen folgende fünf Grundprinzipien möglichst verwirklicht werden: innere und äußere Sicherheit (finanziell, Gesundheit, Schutz vor Gewalt) inklusive ausreichender Information über die Ereignisse, deren Folgen und die Maßnahmen. Verbundenheit mit nahen Bezugspersonen. Ruhe: für Kinder die Möglichkeit, sich zu distanzieren durch Schule, Kindergarten, Spiel und andere Freizeitaktivitäten sowie eine vorhersehbare Alltagsstruktur. Selbst und kollektive Wirksamkeit: die Möglichkeit, teilzuhaben an gesellschaftlichen Entscheidungen und mitwirken zu können. Und schließlich Hoffnung, gemeint sind Entwicklungschancen, ein positiver Block auf die Zukunft sowie die Möglichkeit, positive Emotionen zu erleben (Hobfoll et a. 2007). Auf der Ebene der Gemeinschaftsaktivierung geht es darum, Familien und Gemeinschaften zu unterstützen, dass sie ihre Funktionen erfüllen können. Auf dieser Ebene geht es auch um die Förderung der verbandlichen und offenen Jugendarbeit. Die fokussierte nichtspezialisierte Unterstützung bezieht sich auf besonders vulnerable Zielgruppen und meint niederschwellige Hilfsangebote für diese wie zum Beispiel Telefon oder internetbasierte Angebote und Anlaufstellen für Kinder und Jugendliche, für Gewaltopfer etc. Und schließlich sind auf der obersten Ebene der Pyramide für eine bestimmte Anzahl an Kindern und Jugendlichen Fachangebote bereitzustellen. Schulpsychologie, Kinder- und Jugendpsychiatrie, Kinder- und Jugendlichenpsychotherapie etc. fallen in diese Kategorie.

Literaturverzeichnis

Adams V., Kaufman S. R., van Hattum T., Moody, S. (2011). Aging disaster: mortality, vulnerability, and long-term recovery among Katrina survivors. In: Med Anthropol. 2011 May; 30(39) (p. 247-270). Available at: www.ncbi.nlm.nih.gov/pubmed/21590581

Almedom A. M., Glandon, D (2007). Resilience is not the absence of PTSD any more than health is the absence of disease, Journal o floss and trauma 12 (2)

Bengel J., Lyssenko L. (2012). Resilienz und psychologische Schutzfaktoren im Erwachsenenalter: Stand der Forschung im Erwachsenenalter. Forschung und Praxis der Gesundheitsförderung, Bd 43, Köln: Bundeszentrale für gesundheitliche Aufklärung.

BGBl. III Nr. 98/2008 in der geltenden Fassung. Die COVID-19-Pandemie in Österreich /Die_COVID-19-Pandemie%20(1).pdf

Bonanno G. A., Galea S., Bucciarelli A., Vlahov D. (2006). Psychological Resilience After Disaster: New York City in the Aftermath of the September 11th Terrorist Attack. Psychological Science, 17(3), 181–186. doi:10.1111/j.1467-9280.2006.01682.

Davey J. A., Neale J. (2013). Earthquake Preparedness in an Ageing Society. Learning from the experience of the Canterbury Earthquakes. ISBN 978-0-477-10393-0. Available at: http://www.eqc.govt.nz/sites/public_files/2341-earthquake-preparedness-ageing-society.pdf

Enarson E., Meyerles L. (2004). International perspectives on gender and disaster: differences and possibilities. International Journal of Sociology and social policy, 24 (10/11), 49-93. Available at http://www.emeraldinsight.com/journals.htm?articleid=850514&show=html

Enarson E., Morrow, B. H. (Eds.) (1998). The Gendered Terrain of Disaster: Through Women's Eyes. Westport, CT: Greenwood Publications. Available at http://academia.edu/943557/The_Gendered_Terrain_of_Disaster_Through_Womens_Eyes_E._Enarson_and_B.H.Morrow_eds_1998#18

Enarson E., Fothergill A., Peek, L. (2007). Gender and Disaster: Foundation and Directions. In H. Rodriguez, E. Quarantelli & R. Dynes (eds.) Handbook of disaster research (pp. 130-146). NY: Springer. Available at http://link.springer.com/content/pdf/bfm%3A978-0-387-32353-4%2F1.pdf

Exenberger S., Wolf V. (2020). Das Drei-Säulen-Modell von „Resiliente Kinder". https://www.institut-positivepsychologie.at/resiliente-kinder-2/, zugegriffen am 15. September 2022.

Glück J., Bluck S. Westrate, N.M. (2018). The Journal of Value Inquiry (2019) 53:349–370 https://doi.org/10.1007/s10790-018-9661-x 1 3 More on the MORE Life Experience Model: What We Have Learned (So Far)

Grotberg, E. H. (1995a). The International Resilience Project: Research and application. https://eric.ed.gov/?id=ED423955, zugegriffen am 15. September 2022.

Grotberg, E. H. (1995b). A guide to promoting resilience in children: Strengthening the human spirit. (Vol. 8). The Hague, Netherlands: Bernard van leer foundation.

Grotberg, E. H. (2001). Resilience programs for children in disaster. Ambulatory Child Health, 7, 75-83.

Grotberg, E. H. (2011). Anleitung zur Förderung der Resilienz von Kindern 1 – Stärkung des Charakters. In: M. Zander (Hrsg.). Handbuch Resilienzförderung, DOI 10.1007/978-3-531-92775-6_4.

Hobfoll S., Buchwald P. (2004). Die Theorie der Ressourcenerhaltung und das multiaxiale Copingmodell – eine innovative Stresstheorie. In: Petra Buchwald, Christine Schwarzer & Stevan E. Hobfoll (Hrsg.): Stress gemeinsam bewältigen – Ressourcenmanagement und multi-axiales Coping. Hogrefe, Göttingen, S. 11-26. ISBN 3-8017-1679-1

Hobfoll, Stevan E.; Conservation of resources: A new attempt at conceptualizing stress. American Psychologist, 1989; Vol.44, S. 513–524

Hobfoll S. E., Watson P., Bell C. C., Bryant R. A., Brymer M. J., Friedman M. J., ... (2007). Five essential elements of immediate and mid-term mass trauma intervention: Empirical evidence. Psychiatry;, 70(4), 283–315. Retrieved from http://www.psychiatry.org/file%20library/practice/professional%20interests/disaster%20psychiatry/f iveessentialelementsofimmediate.pdf

IASC. Interim Briefing Note Addressing Mental Health and Psychosocial Aspects of COVID-19 Outbreak (developed by the IASC's Reference Group on Mental Health and Psychosocial Support); 17 March 2020. https://interagencystandingcommittee.org/iascreference-group-mental-health-and-psychosocial-support-emergency-settings/interimbriefing: Inter-Agency Standing Committee; 2020, accessed 08.10.2020.

Juen Barbara, Siller Heidi, Nindl Sandra (2013). Resilienzförderung in Notfallsituationen. Psychologie in Österreich, 2, 144-151.

Juen Barbara, Siller Heidi, Nindl Sandra (2013). Resilienz als sozialer Prozess, Gruppenpsychotherapie und Gruppendynamik 49: 238 – 251 (2013), ISSN 0017-4947 © Vandenhoeck & Ruprecht GmbH & Co. KG, Göttingen

Lepore S., Revenson T.A. (2006). Resilience and posttraumatic growth: recovery, resistance and reconfiguration, in L.G. Calhoun, & R. G. Tedeschi (eds) Handbook of Posttraumatic Growth: research and practice (22-46), Mahwah: Lawrence Erlbaum

Masten A., Obradovic J. (2008). Disaster preparation and recovery: lessons form researsch on resilience in human development. Ecology and Society, 13 (1), 9. Auch Verfügbar unter:: http: URL: http://www.ecologyandsociety.org/vol13/iss1/art9/. [Datum des Zugriffs: 31.03.2015].

Masten A., Best K., Garmezy N. (1990). Resilience and development: contributions from the study of children who overcome adversity. Development and Psychopathology, 2, 425-444

Moritz S. (2011) Resilienz – Erfolgsfaktor der Zukunft? Die „resiliente" Organisation eine Analyse des aktuellen Forschungsstandes. Saarbrücken: VDM Verlag Müller GmbH & Co. KG

Norris F.H., Stephens F.P., Pfefferbaum P., Wyche K.F., Pfefferbaum R.L. (2008). Community resilience as a metaphor, theory, set of capacities and strategy for disaster readiness, American Journal of Community Psychology, 141, 127-150

Rampe M. (2010). Der R Faktor, das Geheimnis unserer inneren Stärke, Frankfurt am Main, Eichhorn Verlag

WHO, 2005, Internationale Gesundheitsvorschriften der WHO 2005

Wolter B. (2005). Resilienzforschung – das Geheimnis der inneren Stärke. Originalbeiträge: systhema, 19 (3), 299-304.

Ungar M. (2011). Counseling in challenging contexts: Working with individuals and families acrossclinical and community settings. Belmont, Calif: Brooks/Cole.

UNISDR (2009). UNISDR Terminology on disaster risk reduction. Retrieved from http://www.unisdr.org/files/7817_UNISDRTerminologyEnglish.pdf

Werner E. E. (1997). Vulnerable but invincible: high-risk children from birth to adulthood. Acta Paediatrica, 86 (422), 103-105.

Werner E. E. (2007): Entwicklung zwischen Risiko und Resilienz. In G. Opp & M. Fingerle (Hrsg.), Was Kinder stärkt: Erziehung zwischen Risiko und Resilienz. 2. Auflage (20-31). München: Ernst Reinhardt

Von der Verwahrlosung zum geschützten Ort

Im Spiegel gesellschaftlicher Umbrüche
am Beispiel August Aichhorn

Von Karl Fallend

Dr. Karl Fallend ist Sozialpsychologe und
Wissenschaftshistoriker in Wien

August Aichhorn (1878-1949), der große Pionier der
psychoanalytischen Sozialarbeit, wirkte zur Zeit der
einschneidendsten gesellschaftlichen Umbrüche des
20. Jahrhunderts in Österreich: in der Habsburger-
Monarchie, im Ersten Weltkrieg, in der Ersten Republik, im
Austrofaschismus, im Nationalsozialismus und am Beginn
der Zweiten Republik. Er war ein Schüler Sigmund Freuds
(1856-1939). Und: er war ein fortschrittlicher Lehrer, der
schon vor dem Ersten Weltkrieg versuchte, dem
vorherrschenden autoritären Erziehungsideal einen
respektvollen Umgang mit Kindern und Jugendlichen
entgegenzustellen. Sein besonderes Interesse galt den sich
„asozial" entwickelnden, kriminellen und gewalttätigen
Kindern und Jugendlichen. Aichhorn wehrte sich gegen die
Methoden herkömmlicher „Besserungsanstalten", die mit
eiserner Disziplin geführt wurden und schon für kleine

Vergehen drakonische Strafen vorsahen. Er war strikt gegen vergitterte Fenster, versperrte Türen und Prügel.

August Aichhorn repräsentiert in der Geschichte der sozialen Arbeit einen Paradigmenwechsel: er handelte nach dem Grundsatz von absoluter Milde und Güte; nicht Anwalt der Gesellschaft, sondern Anwalt des Verwahrlosten zu sein. Das war ein revolutionärer Grundsatz, der sich gegen die lange autoritär-militaristische Tradition von Zucht und Drill wandte. Ein mutiger Grundsatz, den er in einer von ihm begründeten Fürsorgeerziehungsanstalt für hunderte verwahrloste Kinder und Jugendliche in Oberhollabrunn bei Wien gleich nach dem Ersten Weltkrieg in die Tat umsetzte. Von 1918 bis 1921 währte dieses antiautoritäre Erziehungsexperiment, das auf große Erfolge verweisen konnte. Aichhorn bemühte sich um eine familiäre Atmosphäre, sorgte für gute Kost, abwechslungsreiche Beschäftigung, Ausbildung und freie Bewegung. Das „Drinnen" musste stärker lustbetont sein als das „Draußen". So formulierte er das Ziel, dass alle Kinder und Jugendlichen eine positive Beziehung, eine freundschaftliche Bezugsperson vorfinden sollten, der sie sich anvertrauen konnten – egal ob es der Direktor, der Gärtner oder die Lehrer:in war. Und die Erzieher:innen nahmen sich gar vor, kein böses Wort zu sagen.

Aichhorn hat diese Erfahrungen in seinem Buch „Verwahrloste Jugend" im Jahre 1925 zusammengefasst. Ein Buch, das Sigmund Freud mit einem Vorwort unterstützte und heute noch immer erscheint. Freuds Psychoanalyse gab Aichhorn die theoretischen Grundlagen für sein pädagogisches Handeln. Die Bedeutung unbewusster seelischer Vorgänge, die Bedeutung der ersten Kindheitserlebnisse für die Entwicklung der Persönlichkeit, die Bedeutung der Gefühlsbeziehungen waren für Aichhorn zentrale Sichtweisen. So wurde Aichhorn 1922 auch Mitglied der Wiener Psychoanalytischen Vereinigung und er war der Erste, der Freuds Denken auf Verwahrlosung und Kriminalität anwendete.

Als zentrale Leistung Aichhorns kann wohl angesehen werden, dass er im „Roten Wien" ab 1923 in allen Bezirksjugendämtern der Stadt Wien „Erziehungsberatungsstellen" einführte. Schwer erziehbare, gewalttätige, gar kriminelle Jugendliche sah Aichhorn als schuldlos schuldig gewordene Menschen, die ein beschädigtes Leben lebten. Junge Menschen mit misslungener Erziehung könnten nur mit Freundschaft, Empathie und Geduld für die Gesellschaft wiedergewonnen werden, so seine Überzeugung. Ziel dieser Beratungsstellen war es, möglichst früh Entwicklungsstörungen bei Kindern zu erkennen und zu therapieren, um die sonst üblichen Heimkarrieren zu unterbrechen. Seine Sichtweisen stießen auf internationales Interesse und führten zu Vortragseinladungen nach Deutschland, in die Schweiz und nach Ungarn.

Nach seiner Pensionierung im Jahre 1930 und in den Zeiten des Austrofaschismus war August Aichhorn nur noch als Psychoanalytiker und in einer Erziehungsberatungsstelle tätig. Lediglich in der Wiener Psychoanalytischen Vereinigung konnte er noch die Ausbildung zum Verwahrlosten-Analytiker vorantreiben und eine Erziehungs- und Jugendberatungsstelle eröffnen. Ebendort fand er noch die Möglichkeit, an einem „Pädagogischen Lehrgang" mitzuarbeiten. Bald musste er erkennen, wie unter autoritär-ständestaatlicher und katholischer Flagge seine Errungenschaften sukzessiv rückgängig gemacht wurden und autoritäre Erziehungsideale wieder dominierten.

Mit der Machtergreifung der Nationalsozialisten in Österreich war jedem liberalen Denken beziehungsweise Experimenten solcher Art, wie sie Aichhorn in Bezug auf Erziehung entwickelt hatte, ein Ende gesetzt. Während in Deutschland Freuds Bücher schon 1933 verbrannt wurden, wurde 1938 die Wiener Psychoanalytische Vereinigung, sogleich nach dem Einmarsch deutscher Truppen in Österreich, aufgelöst. August Aichhorn war neben Alfred Winterstein (1885-1958) der einzige Psychoanalytiker, der in Wien verblieb und zu überleben versuchte. Ein Grund seines Bleibens war wohl auch, dass sein Sohn, als Gegner des Nationalsozialismus, verhaftet und in das KZ Dachau deportiert wurde. Angst und Terror dominierten.

August Aichhorn hielt vorerst in seiner Wohnung illegale psychoanalytische Seminare ab. Er wurde Mitglied des Deutschen Instituts für psychologische Forschung und

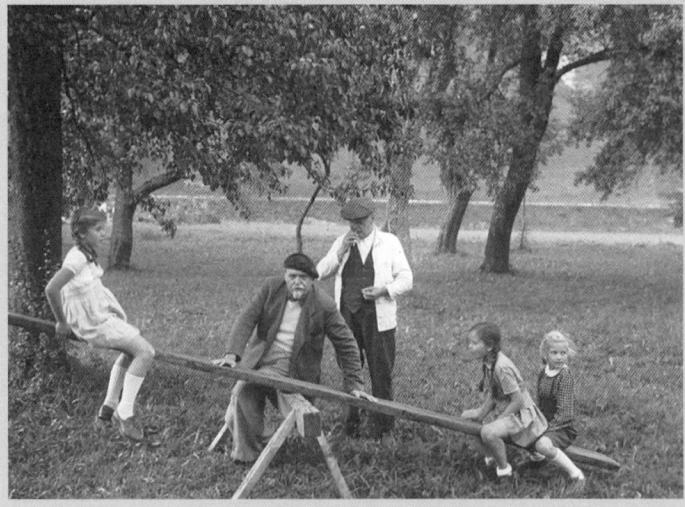

August Aichhorn Ende der 1940er Jahre

Psychotherapie und versuchte – im sehr begrenzten Rahmen der Möglichkeiten – jungen Interessierten eine psychotherapeutische Ausbildung zu ermöglichen. Aichhorn entging nicht, wie die von ihm begründeten Erziehungsberatungsstellen unter der nationalsozialistischen Herrschaft zu totalitären Kontrollinstanzen degenerierten und nicht mehr das Individuum, sondern den „gesunden Volkskörper" in den Blickpunkt rückten. Nicht das soziale Milieu, nicht die individuelle Geschichte standen im Mittelpunkt der sozialen Arbeit, sondern Vererbung und Rasse, die keiner therapeutischen Arbeit zugänglich seien und schließlich in letzter Konsequenz gar zur Ermordung von Kindern und Jugendlichen führte.

„Gemeinschaftswidriges Verhalten", „Dissoziale beziehungsweise Asoziale", „Arbeitsscheue" oder „schwer Erziehbare" hatten keinen Platz in der deutschen „Volksgemeinschaft". Sie sollten rechtzeitig erkannt und gegebenenfalls aussortiert werden. Das war die eigentliche Aufgabe des Gaujugendamtes, der pervertierten Nachfolgeinstitution der Fürsorgestellen. Ein Ungeist im Zeichen von Kontrolle, Verwaltung und Aussonderung, der noch lange nachwirken sollte.

Ab Frühjahr 1944 lebte Aichhorn zurückgezogen in Frankenfels in Niederösterreich. Unmittelbar nach dem Krieg galten seine ganzen Anstrengungen, die Brücken zu den fruchtbaren wissenschaftlichen Zeiten der 1920er Jahre wiederherzustellen. In einsamer Position lag es hauptsächlich an ihm, die Psychoanalyse in Wien wieder zu etablieren und zu versuchen, die Sozialarbeit von alten Geistern zu befreien. Bereits im Herbst 1945 hatte Aichhorn im Wiener Arbeitsamt Vorlesungen „zur Technik der psychoanalytischen Erziehungsberatung" abgehalten, aus denen das „Seminar für

Psychoanalytische Erziehungsberatung" der Wiener
Psychoanalytischen Vereinigung unter seiner Leitung
hervorging, das am 15. Oktober 1946 erstmals abgehalten
wurde. Es waren 14-tägige außergewöhnliche Treffen in
einem geschützten Raum einer zerbombten Stadt, in einer
Zeit der wiedergewonnenen Freiheit. Die eigenen
Verwundungen aus der jüngsten Vergangenheit waren noch
nicht verheilt und konnten nur mühsam eine Sprache
finden.

Trotz einer in den Ämtern vorherrschenden antisemitischen
Atmosphäre, waren es unter anderem Aichhorns geliebte
Weggefährtin Rosa Dworschak (1896-1990) und die aus der
Emigration zurückgekehrte Elisabeth Schilder (1904-1983),
die 1949 in Folge aus diesen Diskussionen zur Gründung der
ersten „Child-Guidance-Klinik", des Instituts für
Erziehungshilfe im Karl-Marx-Hof, beitrugen. Vor allem die
aus den USA kommende „Case-Work-Methode" mit ihrem
Schwerpunkt auf helfende, historisch-individuelle
Beziehungsarbeit wurde dort praktiziert und als Antithese
zur autoritären, nur verwaltenden und kontrollierenden
Fürsorge verstanden. Zwischen den Trümmern des
ausgebombten Wiens bekamen die ersten Mitarbeiter:innen
der „Child-Guidance-Klinik" dramatische und traumatische
Lebensgeschichten von geschädigten Kindern und
Jugendlichen und auch Eltern zu hören. Es war einer der
wenigen geschützten Orte, an dem das vergangene Leid
thematisiert werden konnte, an dem Kolleg:innen
zusammentrafen, die ein gemeinsames Verständnis sozialer
Arbeit entwickelten, das von August Aichhorn geprägt
wurde. Solche Orte waren nicht die Regel, sondern noch die
Ausnahme – denn das historische Erbe der Kinder- und
Jugendfürsorge nach 1945 war nicht geprägt von Liebe,

Verständnis, Würde, Erziehung oder Heilung, sondern von Zucht und Gewalt.

Am 19. November 1952 kam es zu einem eruptiven Durchbruch dieser Erbschaft. Hunderte „Zöglinge" der Erziehungsanstalt Kaiser-Ebersdorf revoltierten gegen ihre Zucht- und Ordnungshüter. Im Zorn demolierten sie die Anstalt. Ein ganzes Überfallkommando der Polizei war damals nicht in der Lage, mit der Situation fertig zu werden, bis die Anstalt von einer Hundertschaft geräumt wurde. Diese Revolte sollte zu einem Paradigmenwechsel in der jugendlichen Heimerziehung führen.

Es waren Persönlichkeiten wie Elisabeth Schilder und der junge Anstaltspsychologe Sepp Schindler (1922-2012), die sich in der Tradition August Aichhorns sahen und die Anstaltsleitung vehement kritisierten. Sie bemängelten die fehlende Ausbildung der Erzieher:innen, die fehlende psychologische Betreuung der Jugendlichen und den fehlenden Austausch unter den am Erziehungsprozess Beteiligten. Sie setzten die ersten Schritte zum Verlassen des unsäglichen Bestrafungs-, Bewahrungs- und Verwahrungsprinzips, was schließlich Ende der 1950er Jahre zur Gründung der Arbeitsgemeinschaft Bewährungshilfe führte. Wie Aichhorn verstanden sie die auf Abwegen geratenen Kinder und Jugendlichen als durch eine misslungene Erziehung Geschädigte, die vielmehr eine Art Nacherziehung und nicht einer Bestrafung bedurften. Positive, ja zärtliche Gefühlsbeziehungen (positive Übertragung) sahen sie als die wichtigsten Hilfsmittel der Erzieher:innen. Der Kampf gegen die repressiven Bundeserziehungsanstalten stand im Mittelpunkt ihres Interesses und therapeutische Kleingruppenheime mit hohem Betreuungsschlüssel beziehungsweise

Wohngemeinschaften wurden als Alternativen gegenüber-
gestellt. Mit der Rückendeckung eines sozialdemokratischen
Justizministers Christian Broda (1916-1987), der gar die
politische Utopie einer gefängnislosen Gesellschaft öffentlich
artikulierte, bekam – vor allem durch die genannten
Persönlichkeiten – die Professionalisierung, das
psychologisch-psychoanalytische Verständnis der Sozialarbeit
enormen Auftrieb. Schließlich gerieten die Visionen –
„Freiheitsentzug ist inhuman" oder „Therapie statt Strafe"
– zur nachträglichen Anerkennung von August Aichhorns
Perspektive einer weitgehend herrschaftslosen Kinder- und
Jugendarbeit über alle gesellschaftlichen Umbrüche des
20. Jahrhunderts hinweg. Die Realisierungsmöglichkeiten
seiner Perspektive und Grundsätze können auch zukünftig
als Gradmesser dienen, wie weit es um die Liberalität einer
Gesellschaft zum Wohl der Kinder und Jugendlichen
bestellt ist.

Literaturverzeichnis

August Aichhorn starb im Alter von 71 Jahren am 13. Oktober 1949.

Die Schriftenreihe zur Geschichte der Sozialarbeit und Sozialarbeitsforschung ist
bemüht, sein Leben und seine Arbeit, die von ihm geprägte Tradition psychoanalytischer Pädagogik und Sozialarbeit, in Erinnerung zu halten.

August Aichhorn. Pionier der psychoanalytischen Sozialarbeit. (Hg. Thomas
Aichhorn). Wien, 2011.

Von der Fürsorge zur Sozialarbeit. Wiener Jugendwohlfahrt im 20. Jahrhundert.
(Von Gudrun Wolfgruber). Wien, 2013.

Rosa Dworschak. Zur Praxis und Theorie der psychoanalytischen Sozialarbeit.
(Hg. Thomas Aichhorn). Wien, 2014.

August Aichhorn – Vorlesungen. Einführung in die Psychoanalyse für die
Erziehungsberatung und Soziale Arbeit. (Hg. Thomas Aichhorn/Karl Fallend).
Wien, 2015.

Kinder haben Rechte

Starke Medizin für eine kindgerechte Gesellschaft

Von Helmut Sax

Dr. Helmut Sax ist Kinderrechtsexperte am
Ludwig Boltzmann Institut für Grund- und
Menschenrechte und Lektor an der Universität Wien.

Was tut mir gut– wann fühle ich mich gut? Wenn ich nicht krank
bin – aber reicht mir das, braucht es nicht mehr? Und was tut uns
gut, als Gruppe, als Gesellschaft? Viele Fragen, aber vor allem, was
hat das mit Kinderrechten zu tun?
Wie die zahlreichen in diesem Buch versammelten Themen, Überle-
gungen und Lösungsansätze zeigen, lässt sich Kindergesundheit aus
vielfältigen Perspektiven betrachten und untersuchen – präventiv
und schützend, als Formen physischer und psychischer Verletzungen, im Hinblick auf Widerstandskraft und Heilung, im Kontext
von Familie, Schule, Armut und Flucht. Und als Gemeinschaft leiden wir alle noch kollektiv an den Auswirkungen einer noch nicht
überstandenen Covid-19-Pandemie. In manchen dieser Beiträge
wird bereits auf Kinderrechte Bezug genommen – naheliegend, nun
etwas vertiefend darauf einzugehen. Kinderrechte sind Teil der Menschenrechte, einer zivilisatorischen Errungenschaft, welche Grund-
bedingungen einer menschenwürdigen Existenz definiert, in Freiheit
und Gleichheit, für Kinder wie Erwachsene. Menschenrechte wurden aber nicht träumerisch weltfremd ausgedacht, sondern nach
konkreten Erfahrungen von Unrecht – Folter, Zensur, Korruption,

Armut, Ausgrenzung – von Einzelnen und von Gruppen erkämpft. Recht ist das Mittel zur Regelung eines friedvollen Zusammenlebens, und Menschenrechte setzen damit jenen Grenzen, die Unterschiede in Macht zu ihrem eigenen Vorteil missbrauchen. Das betrifft Staatsmacht ebenso wie Verantwortung von Unternehmen, und auch Gewalt in einer Partnerschaft und Gewalt gegen Kinder sind nicht Privatsache, sondern menschenrechtliche Herausforderungen.

Die Rechte des Kindes bilden hier eine eigenständige Gruppe grundlegender Rechte, da sich Kinder mit sehr spezifischen Formen von Machtungleichgewicht, Abhängigkeit und Manipulation konfrontiert sehen, die sich von jenen Erwachsener unterscheiden. Ein wichtiger Anknüpfungspunkt liegt daher in der „Volljährigkeit", also einem bestimmten Rechtsstatus, der an das Erreichen eines Lebensalters geknüpft ist. Das ist auch der Ansatz der UN-Kinderrechtskonvention (KRK), eines völkerrechtlichen Vertrags der Vereinten Nationen aus dem Jahr 1989, der „Kind" grundsätzlich als jede Person unter 18 Jahren definiert. Freilich stellt sich die soziale Gruppe „Kinder" als äußerst vielfältig dar – Säuglinge, Kleinkinder, Buben in der Schule, Mädchen in der Lehre, asylsuchende Jugendliche mit Fluchterfahrung unterscheiden sich in Bedürfnissen und Entwicklung. An dieser Vielfalt haben sich auch die Ausgestaltung und Rechtsdurchsetzung sowie die Vermittlung der Kinderrechte zu orientieren. Und ebenso richten sich Persönlichkeitsentwicklung und wirtschaftliche Verselbständigung nicht nach einem 18. Geburtstag – umso wichtiger daher, auch die Übergangsphase ins Erwachsenenalter im Blick zu behalten, was etwa Leistungen der Kinder- und Jugendhilfe über die Volljährigkeit, ja über die Altersgrenze von 21 Jahren hinaus betrifft.

Kinderrecht auf Gesundheit
Vor diesem Hintergrund formuliert die UN-Kinderrechtskonvention in ihrem Artikel 24 ein spezifisches „Recht des Kindes auf das

erreichbare Höchstmaß an Gesundheit". Dieses „Übereinkommen über die Rechte des Kindes" wurde am 20. November 1989 von der UN-Generalversammlung einstimmig beschlossen – am Ende des Kalten Krieges, im selben Monat wie dem Fall der Berliner Mauer. Es bildet seither den Grundkonsens der internationalen Staatengemeinschaft für den Schutz spezifischer Rechte des Kindes – zumindest was den Konsens auf einer Bekenntnisebene betrifft, wie die nahezu universelle Ratifikation durch Staaten zeigt (welche in Österreich 1992 erfolgte). Bekanntlich stellt sich die Realität auf der Umsetzungsebene für mehr als 2,3 Milliarden Kinder weltweit und etwa 1,7 Millionen Kinder in Österreich anders dar.

Das Kinderrecht auf Gesundheit des Artikel 24 KRK beinhaltet eine Vielzahl von Garantien für Kinder, die mit staatlichen Verpflichtungen zur Gewährleistung entsprechender Rahmenbedingungen einhergehen. Im Mittelpunkt stehen also das „erreichbare Höchstmaß an Gesundheit" sowie Zugang zu und Inanspruchnahme von „Einrichtungen zur Behandlung von Krankheiten und zur Wiederherstellung der Gesundheit". Damit ist sowohl ein individueller Leistungsanspruch des Kindes als auch eine strukturelle Handlungspflicht des Staates zum ununterbrochenen Einsatz aller in einer Gesellschaft verfügbaren Ressourcen zur Gewährleistung eines kindgerechten Gesundheitssystems verbunden, wie der UN-Kinderrechtsausschuss, das Überwachungsorgan zur KRK, in seinem Leitfaden (General Comment Nr. 15 (2013)) zum Kinderrecht auf Gesundheit festhält. Die Konvention normiert außerdem weitere spezifische Gewährleistungspflichten des Staates im Zusammenhang mit Kindergesundheit:

- Maßnahmen gegen Säuglings- und Kindersterblichkeit,
- Maßnahmen gegen Unter- und Fehlernährung (einschließlich Zugang zu sauberem Trinkwasser und Schutz vor Umweltverschmutzung),
- Gesundheitsvorsorge für Mütter „vor und nach der Entbindung",

- Bewusstseinsbildung für „alle Teile der Gesellschaft, insbesondere Eltern und Kinder", zum Wert des Stillens, zu gesunder Ernährung, Hygiene, „Sauberhaltung der Umwelt" und zu Unfallverhütung,
- Elternberatung sowie Angebote für Aufklärung und Familienplanung, auch für Jugendliche, und
- Maßnahmen gegen sogenannte „schädliche Praktiken" und Bräuche, wie Genitalverstümmelungen.

Deutlich wird in dieser Aufzählung, dass das Kinderrecht auf Gesundheit nicht isoliert gilt, sondern im Zusammenwirken weiterer Kinderrechte – dazu zählen insbesondere: das Recht des Kindes auf Schutz vor jeglicher Form von Gewalt (Artikel 19 KRK) und Ausbeutung (Art 32 ff.), das Recht auf angemessene Lebensbedingungen und Maßnahmen zur Armutsbekämpfung (Art 27), auf Soziale Sicherheit (einschließlich Krankenversicherung, Art 26), das Recht auf Bildung (Art 29, 30), das Recht auf Ruhe, Freizeit, Spiel und Kultur (Art 31) sowie ein grundlegendes Recht auf Genesung und Rehabilitation nach erlittener physischer und psychischer Gewalt (Art 39). Von durchgehender Bedeutung zu all diesen Gewährleistungen ist die Berücksichtigung einer Genderperspektive bzw. spezifischer Rechte von Mädchen (Art 2 KRK), wie sie gerade im Kontext reproduktiver Gesundheit und Rechte in vielen Staaten verletzt werden. Besonders hervorzuheben ist außerdem der kinderrechtliche Ansatz zu Inklusion von Kindern mit Behinderungen (Art 23 KRK), der sich gegen das überkommene „medizinische Modell" von Behinderung als Krankheit stellt, und vielmehr – wie die spätere UN-Behindertenrechtskonvention 2006 – auf ein rechte-basiertes soziales Modell der gemeinschaftlichen Teilhabe zur Überwindung von Beeinträchtigungen abstellt. Zu all diesen Rechten treten vier Allgemeine Prinzipien der KRK hinzu, welche der UN-Kinderrechtsausschuss als grundlegend für die Interpretation sämtlicher Kinderrechte betrachtet:

- Der Vorrang des Kindeswohls (Art 3/1 KRK), das heißt die vorrangige Berücksichtigung der Interessen von Kindern bei allen für sie relevanten Maßnahmen, gleich ob es sich um Abwägungsfragen in der Gesetzgebung, bei Obsorgeentscheidungen eines Familiengerichts (vgl. in Österreich: § 138 ABGB) oder um Budgetmittelverteilung und Kapazitäten etwa für Kinder- und Jugendhilfe oder psychiatrische Versorgung handelt;
- Das Kinderrecht auf Partizipation (Art 12 KRK), als unmittelbare Ergänzung zum Kindeswohlgrundsatz, wenn es darum geht, Interessen der Kinder in geeigneter Form zu ermitteln und in die Entscheidungsfindung einzubeziehen – das gilt etwa auch für Aufklärungsrechte und Zustimmungspflichten von Kindern zu medizinischen Behandlungen;
- Das Verbot der Diskriminierung von Kindern (Art 2 KRK) aufgrund von Statusmerkmalen, die sie selbst oder ihre Eltern betreffen (Herkunft, Hautfarbe, Geschlecht, Sprache, Religion, Behinderung etc.) – lange vernachlässigt etwa wurden Benachteiligungen aufgrund sexueller Orientierung oder Genderidentitäten (bis hin zu zwangsweisen Eingriffen bei „Geschlechtsanpassungen" von Intersex-Kindern);
- Das Kinderrecht auf Leben und bestmögliche Entwicklung (Art 6 KRK) als existenzsicherndes Recht jedes Kindes und notwendige Grundlage für die Gewährleistung aller übrigen Rechte.

Kinderrechte als Auftrag zum Handeln

Die Frage stellt sich nun, was bedeutet dieser ausführliche Katalog an Rechten konkret für Staaten, und welche Auswirkungen hat er für Kinder? Dies hängt entscheidend vom jeweiligen Umsetzungsprogramm einer Regierung ab – die Kinderrechtskonvention erwartet hier ein wahrhaft umfassendes Maßnahmenpaket, einschließlich von Gesetzen/Gesetzesreformen, Handlungsaufträgen an die (beispielsweise Gesundheits-)Verwaltung zur Sicherstellung von Angeboten für Kinder und Familien, samt ausreichend Budget und Kapazitäten, Koordination (wie sie gerade in föderalen Staaten wie Österreich bedeutsam ist), die Einbeziehung der Erfahrungen der Zivilgesellschaft (einschließlich von Kindern!), sowie Datenerhebung und Forschung für ein effektives Monitoring der Umsetzungsfortschritte.

Zu letzterem Zweck hat der UN-Ausschuss über wirtschaftliche, soziale und kulturelle Rechte bereits im Jahr 2000 den „AAAQ"-Qualitätsrahmen als Referenzmaßstab für die Umsetzung im Bereich des Rechts auf Gesundheit entwickelt (UN-Ausschuss WSKR, General Comment Nr. 14 (2000) zum allgemeinen Recht auf Gesundheit nach Art 12 des UN-Paktes über wirtschaftliche, soziale und kulturelle Rechte), der auch vom UN-Kinderrechtsausschuss 2013 für den Kinderrechtsbereich übernommen wurde (UN-Kinderrechtsausschuss, General Comment Nr. 15 (2013)). Demnach stützt sich das (Kinder-)Recht auf Gesundheit auf vier zentrale Dimensionen:

- Verfügbarkeit (availability) von Gesundheitsdiensten und -leistungen, also ausreichende Kapazitäten an Infrastruktur, Personal, Medikamenten, Impfstoffen etc.;
- Zugänglichkeit (accessibility) dieser Angebote, weiter ausdifferenziert in: physische Zugänglichkeit (Erreichbarkeit auch in ländlichen Regionen, Barrierefreiheit), wirtschaftliche/finanzielle Leistbarkeit von Angeboten, Informationszugang zu Angeboten sowie allgemeines Verbot der Diskriminierung im Leistungszugang;
- Akzeptanz (acceptability) des Leistungsangebots, das heißt abgestimmt auf die jeweiligen Zielgruppen, gendersensibel, im Einklang mit Ethikstandards im Gesundheitswesen;
- Qualität (quality) der Angebote: diese müssen dem aktuellen Stand der medizinischen Wissenschaft und Technik entsprechen, und auch das Personal muss entsprechend ausgebildet sein.

Zur Situation in Österreich

Was nun den Status der Umsetzung des Kinderrechts auf Gesundheit in Österreich betrifft, zeigt sich ein ambivalentes Bild: auf der Ebene des Rechtsrahmens hat Österreich zwar die Kinderrechtskonvention ratifiziert, nicht jedoch das zugehörige Protokoll aus dem Jahr 2011, das einen internationalen Beschwerdemechanismus für Kinder vorsieht. Die KRK selbst wurde anlässlich der Ratifikation 1992 innerstaatlich unter einen Erfüllungsvorbehalt gestellt, der verhindert, dass man sich vor Gericht oder Behörden unmittelbar auf die KRK berufen kann (anders als etwa bei der Europäischen Menschenrechtskonvention). Immerhin wurde 2011 das Bundesverfassungsgesetz über die Rechte der Kinder vom österreichischen Parlament beschlossen, das wichtige Kindergrundrechte enthält (u. a. Kindeswohlvorrang, Partizipation, Gewaltverbot) – allerdings ohne soziale Grundrechte, also auch ohne dem Kinderrecht auf Gesundheit.

Zu den Verpflichtungen aus der KRK zählt die regelmäßige Beteiligung an einem Staatenprüfverfahren vor dem UN-Kinderrechtsausschuss. Bei seiner letzten Prüfung Österreichs im März 2020 (UN-Kinderrechtsausschuss, Concluding Observations: Austria) stellten die internationalen Expert:innen insgesamt 66 Problembereiche fest, viele davon den Gesundheitsbereich betreffend. Zu den Kritikpunkten gehörten etwa:

• Versorgungsdefizite im Bereich der ausreichenden Verfügbarkeit von Kinderärzt:innen, insbesondere in ländlichen Gebieten,
• Unzureichende stationäre Betreuungsplätze für Kinder mit psychischen Erkrankungen, die wiederholt zur gemeinsamen Betreuung auf Erwachsenenstationen geführt hatten (wie auch das Anti-Folterkomitee des Europarats bereits 2014 Österreich gegenüber kritisiert hatte), aber auch zu wenig ambulante Betreuungsplätze, inklusive für die Nachsorge,

- Fehlende medizinische Fachkräfte (Kinder- und Jugendpsychiatrie, Psychologie),
- Hinweise auf teilweise problematische Verschreibungspraktiken von Medikamenten gegen Hyperaktivitätsstörungen von Kindern,
- Unzureichende Maßnahmen zur Bekämpfung von Übergewicht von Kindern – erforderlicher Ausbau von Maßnahmen zur Förderung gesunder Lebensgewohnheiten, von körperlichen Aktivitäten,
- Fehlendes Verbot medizinisch nicht notwendiger Behandlungen an intergeschlechtlichen Kindern,
- Unzureichende Präventions- und Schutzmaßnahmen bei der Verstümmelung weiblicher Genitalien,
- Fehlende Einbeziehung von Kindern in die Entwicklung und in die Evaluation von Maßnahmen zur Bekämpfung der Folgen des Klimawandels, Prüfung des Verkehrssektors hinsichtlich Treibhausgasemissionen und Folgen für Kinderrechte und Subventionsstopp für problematische Verkehrsträger,
- Weiters, in Zusammenhang mit Gesundheitsfragen stehend: Bedarf an einem umfassenden Kindergewaltschutzpaket (sexuelle Gewalt, Vernachlässigung, Cybermobbing), Maßnahmen gegen Kinderarmut, gegen Ausschluss von Kindern mit Behinderungen, Sicherstellung sofortiger Obsorge für unbegleitete asylsuchende Jugendliche (einschl. Reform der ausschließlich medizinisch indizierten Altersssschätzungen), Gewährleistung österreichweit einheitlicher Schutz- und Leistungsstandards der Kinder- und Jugendhilfe (angesichts problematischer Kompetenzverschiebung zu den Bundesländern 2018/19) sowie Sicherstellung eines dezidierten unabhängigen Kinderrechte-Monitorings in Österreich.

Bemerkenswert an dieser Mängel- und Empfehlungsliste war zum einen der erstmalige Fokus des Ausschusses auf Auswirkungen des

Klimawandels auf Österreich; zum anderen die Tatsache, dass diese Prüfung noch vor dem Ausbruch der globalen Covid-19-Pandemie stattgefunden hatte – woran sich zeigt, dass etwa strukturelle Versorgungsdefizite im Bereich der Kinder- und Jugendgesundheit schon zuvor bestanden, diese nun aber zu aktuell verschärften Herausforderungen zum Umgang mit pandemiebedingten psychischen Belastungen bei jungen Menschen führen. Eine Erhebung der Universität Salzburg im Frühjahr 2021 unter mehr als 5.000 Kindern und Jugendlichen („Jetzt sprichst du!") zeigte unter anderem bei 72% der Beteiligten Verschlechterungen im Wohlbefinden von Kindern im Vergleich zur Situation vor Covid-19. Auf grundlegende Probleme der psychosozialen Versorgung von asylsuchenden Kindern und Familien machte im Juli 2021 der Bericht der unabhängigen Kindeswohlkommission aufmerksam. Eine Studie des Ludwig Boltzmann Instituts für Grund- und Menschenrechte (Einsperren ist keine Lösung! Persönliche Freiheit als Kinderrecht – Alternativen zu Freiheitsentzug und Freiheitsbeschränkungen in Österreich, 2022) wies außerdem Defizite im Bereich gesetzlicher Grundlagen, von Kapazitäten und Fachpersonal zur Vermeidung freiheitsentziehender Unterbringung von Kindern in psychiatrischen Einrichtungen nach. Weitere kinderrechtliche Herausforderungen liegen in Ausbildungsfragen der Gesundheitsberufe (zu Kinderrechten, kindgerechter Einbeziehung von Kindern in Entscheidungsprozesse etwa bei medizinischen Behandlungen/Zustimmungsrechte), im angepassten Informationszugang für Kinder (etwa hinsichtlich Corona-Impfungen), sowie im Monitoring (vgl. Damm et al., Kinderrechte im Gesundheitswesen – die Sicht der Kinder- und Jugend- und Patientenanwaltschaften in Österreich, 2020).

Ausblick

Ein Kinderrechtsansatz erwartet für eine erfolgreiche Umsetzung der Kinderrechte eine Doppelstrategie: Kinder in der Geltendmachung ihrer Rechte zu stärken (etwa durch Information, Bewusstseinsbildung, Schulprojekte, Familienberatung – Empowerment), und Verpflichtungsträger (staatliche Stellen, Einrichtungen, Eltern) in der Wahrnehmung ihrer Verantwortung (accountability). Auch für den Bereich der Kindergesundheit bedarf es daher eines Maßnahmenbündels, und die Beiträge zu dieser Publikation bieten dazu bereits vielfältige Unterstützungsansätze, von Frühen Hilfen über verpflichtende Kinderschutzkonzepte für alle Berufsfelder mit Kindern (von Kindergarten über Sportverein bis Filmproduktionsfirmen) bis zu „School nurses".

Die Covid-19-Pandemie hat schonungslos bestehende Defizite aufgezeigt und neue Herausforderungen für Kindergesundheit und Kinderrechte geschaffen – ein spezifisches Pandemiefolgenmonitoring wird daher noch für einige Jahre erforderlich sein. Umso essenzieller die rasche Schließung einer schwerwiegenden strukturellen kinderrechtlichen Schutzlücke durch die Einrichtung einer unabhängigen bundesweiten Monitoringstelle für Kinderrechte in Österreich. Es ist zu erwarten, dass sich aus deren Erhebungen und Analysen, gerade auch zur Kinder- und Jugendgesundheit, an der Schnittstelle von Staat, Zivilgesellschaft und Öffentlichkeit, wertvolle Erfahrungen gewinnen lassen, um den Kinderrechtsschutz nachhaltig krisenfest zu gestalten – denn Kinderrechte tun unserer gesamten Gesellschaft gut!

Was Kindern gut tut

10 Vorschläge für mehr Kindergesundheit

Von Martin Schenk nd Hedwig Wölfl

1. In Kinder einfühlen – einander spüren

Feinfühliges Beobachten sowie Kenntnis und alltägliche Erprobung von (Selbst-)Beruhigungs-, Konfliktlösungs- und Kommunikationstechniken sind die Basis für einen freud- und friedvollen Umgang mit Kindern. Das kann nur im Miteinander gelernt und geübt werden. Dort wo es aufgrund verschiedener Belastungssituationen nicht gut gelingt, helfen „Frühe Hilfen" und Elternbildungsangebote. Wahrnehmung passiert mit allen Sinnen, daher gilt es genau hinzuhören, hinzuschauen und sich einzufühlen. Schreit mein Baby aus Angst, Hunger oder Schmerz? Wie reagieren, wenn das Kleinkind einen Trotzanfall im Supermarkt hinlegt? Warum wird eine Jugendliche aus Schreck weiß oder auf Nachfrage rot? Wie kann ich als Elternteil die Schimpftiraden eines Teenagers aushalten? Kinder bringen Eltern mehr bei, als aus Erziehungsberatungsbüchern lernbar ist. Gerade diese herausfordernden Situationen schaffen Beziehung. In vielen Familienberatungsstellen gibt es praktische Erziehungshilfen, im Gruppenaustausch kann man sich viel von anderen abschauen und ganz generell hilft es das eigene innere Kind zu aktivieren, um die Einfühlsamkeit für das Kind im Gegenüber zu erhalten oder wiederzugewinnen.

2. Mit Kindern reden – miteinander tun

Damit Erwachsene wissen, wie es Kindern geht, gilt es aktiv nachzufragen. Nicht nur in Bezug auf ihre körperliche Befindlichkeit, sondern auch wie es ihnen psychisch geht und wie zufrieden sie in ihrem sozialen Umfeld sind. Einfach die Frage stellen: „Wie geht es dir?" Am besten morgens und abends. Auch dann, wenn die Antwort in abweisendem Gemurmel untergeht oder eine aggressive Rückfrage kommt, was das denn die fragende Person angehe, gilt es ernsthaftes Interesse am Wohlergehen zu zeigen. Damit Kinder wissen, sie können auch über unangenehme Erfahrungen und Gefühle reden, wenn sie es brauchen. Wenn Kinder und Jugendliche mit den digitalen Medien in der Hand vereinsamen und gleichzeitig überfordert sind, gilt es Vorbild zu sein und mit der Vereinbarung medienfreier Zeiten wieder Nähe „in echt" herzustellen. Gemeinsam zu essen kann schon genügen. Es gibt das Kinderrecht auf Spiel und Freizeit. Miteinander Zeit verbringen, einander erzählen, spielen, spazieren gehen, Sport machen, wandern – herauszufinden, was den familiären Zusammenhalt stärkt, was schöne Erinnerungen baut und womit vertrauensvolle Beziehungen gestärkt werden, hilft der Identitätsbildung und tut allen gut.

3. Unter Kindern kommunizieren – digital ist voll in echt

Eine Offenheit gegenüber Medien führt zu einer Stärkung der Potenziale und Fähigkeiten der Kinder und Jugendlichen im Umgang mit Medien. Schon im Kleinkindalter gilt es zu beachten, dass Medienkonsum altersgemäß und gezielt ausgewählt wird und nicht zur stundenlangen Ruhigstellung herangezogen wird. Damit sich die aus digitalen Medien bezogenen Informationen nicht nachteilig auswirken, brauchen Jugendliche Unterstützung bei der Reflexion und keine Abwertung ihrer Ansichten. Medienkompetenz lernen, üben, vorzeigen ist eine zentrale Bildungsfrage geworden und gehört heute zum ABC schulischer Grundbildung. Vor allem Jugendliche sind rund um die Uhr online, dokumentieren ihr Leben laufend mit und verwenden auch im unmittelbaren Zusammensein soziale Medien zur Kommunikation. Handylosigkeit führt nicht nur bei Kindern zu Entzugserscheinungen. Umgang miteinander in medienfreien Zeiten braucht klare Entscheidungen und Vorbildverhalten. Jugendzentren, offene Jugendarbeit, Sport- und Freizeiteinrichtungen können mit Angeboten positive Erfahrungsräume für sozialen Umgang untereinander schaffen.

4. Über Gesundheit lernen – selbst *mit*entscheiden

Gesundheitskompetenz gehört zur Bildung. Kinder sollen frühestmöglich die Fähigkeit erlernen, qualitätsvolle Gesundheitsinformationen zu finden, zu verstehen, zu beurteilen und anzuwenden. Sie sollten altersadäquat beschreiben können, wie es ihnen geht, und in ihrer Selbstwahrnehmung bestärkt werden, damit sie im Alltag selbständig Entscheidungen zu ihrer Gesundheit treffen können oder zumindest informiert daran beteiligt werden. Auch der Umgang mit Krankheiten und Verletzungen und die Gesunderhaltung des eigenen Körpers sollen thematisiert werden – wann reicht ein Pflaster; was passiert in der Psychotherapie; darf ich ein ganzes Aspirin nehmen; wie verhüte ich? Gesunde Ernährung, regelmäßige Bewegung und Aktivitäten im Freien sollten nicht ausschließlich dem Zufall, dem Elternhaus oder dem individuellen Interesse und noch weniger den Werbestrategien der Supermarktketten oder anderer kommerzieller Anbieter überlassen bleiben. Das, was Körper und Psyche gesund hält, braucht in allen Bildungsplänen ausreichend Zeit und Platz. Kinder sollen Gesundheitswissen dort erwerben können, wo sie sich aufhalten: wissenschaftsbasiert und umsetzbar. Die Schulpsychologin oder der Schularzt sollen niederschwellig und schamfrei aufgesucht werden können, die School Nurse dann verfügbar sein, wenn ein Gesundheitsproblem auftaucht.

5. Elterliche Verantwortung fördern – Kinderbedürfnissen Vorrang geben

Der Eltern-Kind-Pass braucht in Zukunft mehr Fokus auf die psychosoziale Gesundheit, damit Entwicklungsrisiken, die immer mehr das Beziehungsumfeld des Kindes betreffen, rascher erkannt werden und gegengesteuert werden kann. Das inkludiert Fragen nach häuslicher Gewalt, Suchtmittelgebrauch, Mängel in der Erziehungskompetenz,

rasche Weitervermittlung bei Entwicklungsverzögerungen, Gesprächs-
kompetenz und einen nicht nur medizinischen Blick auf Kindergesundheit. Elternbildung ist Wissensvermittlung für die Praxis: (werdende) Eltern brauchen Informationen, Reflexion und Handlungs-
kompetenz, damit sie beruhigen statt schütteln, gewaltfrei erziehen
statt hinhauen, ihre Kinder in ihren speziellen Begabungen fördern
statt sie zu Erfüllungsgehilfen ihrer eigenen unerfüllten Wünsche zu
machen. Väter beteiligen sich heute zwar schon mehr an der Sorgear-
beit als noch in früheren Generationen, aber Kinder und Mütter brauchen mehr zugewandte Präsenz und aktives Vatersein, damit Elternsein mehr gemeinsame Verantwortung bedeutet.

Alleinerziehende und Eltern von Kindern mit besonderen Bedürfnissen brauchen mehr wohnortnahe Unterstützung, damit sie nicht im
Strudel des Alltags ständige Überforderung erleben. Eine Reform des
Familienrechts soll moderne Familienkonstellationen berücksichtigen,
einen feministischen Paradigmenwechsel von der Obsorge zur elterlichen Verantwortung vollziehen und immer das Kindeswohl zum Ausgangspunkt familienrechtlicher Entscheidungen machen. Besonders
wenn Eltern sich trennen, brauchen sie Hilfe, um über diese oft
schmerzhafte Veränderung nicht die Bedürfnisse der Kinder aus dem
Auge zu verlieren. Eigene Gefühle dürfen nicht dazu führen, dass Kinder in Loyalitätskonflikten aufgerieben werden. Bei Gewaltvorkom-
men, und zwar auch bei psychischer Gewalt wie dem Miterleben von
Beziehungsgewalt, muss rasch Kinderschutz hergestellt werden. Dazu
gehört auch das Aussetzen von Kontakt zum gewalttätigen Elternteil.

6. Gesundheitsversorgung ausbauen – rasch und passgenau behandeln

Kinder mit Entwicklungsbelastungen und -störungen muss ein kostenfreies, jederzeit niederschwellig zugängliches und bedarfsdeckendes
Angebot an diagnostisch-therapeutischen Maßnahmen zur Verfügung
stehen. Das beginnt bei der fachärztlichen wie therapeutischen (Pri-

mär-)Versorgung und den aufsuchenden Diensten, geht über spezialisierte Ambulatorien beziehungsweise Zentren bis hin zu den notwendigen stationären Einrichtungen einer neuropädiatrischen Abteilung oder Kinder-Rehabilitation.

Es gilt Therapielücken zu schließen: Es gibt zu wenig psychosoziale Behandlungsplätze für Kinder. Die Versorgungslücke liegt bei der Leistbarkeit, aber auch bei den langen Wartezeiten und der Mangelversorgung in ländlichen Regionen. Es geht also langfristig um eine bessere kassenfinanzierte regionale Versorgung und um diversere Formen der Angebote: nicht nur psychologische Behandlung, kinderpsychiatrische Versorgung und Psychotherapie im niedergelassenen Bereich gehören finanziert, sondern auch Primärversorgungszentren, spezialisierte Therapiestellen oder mobile Teams.

7. Bildungsorte reformieren – gesunde Lebensräume schaffen

Vom Kindergarten, über die Schule bis zu den Ausbildungsstellen wäre es sinnvoll die vielen einzelnen Best-Practice-Projekte in den Regelbetrieb zu übernehmen. Damit alle Kinder gute Entwicklungsmöglichkeiten bekommen, müssen wir die Benachteiligung chronisch kranker Kinder in Bezug auf Stützkräfte und Schulassistenz beenden. Damit die Kompetenzen und Ressourcen der verschiedenen im Bildungswesen tätigen Gesundheits-, Sozial- sowie eventuell auch heil- und sonderpädagogischen Berufe direkt im Lebensraum Schule wirksam werden, sollten Schulgesundheitsteams in einer arbeitsteiligen und kooperativen Struktur gebündelt werden. Es könnte ein Kindergesundheitszentrum pro Schul-Cluster oder politischen Bezirk Sinn machen, welches weitere Standorte mobil mitbetreut.

Ein jeweils passgenaues Kinderschutzkonzept braucht es in allen Einrichtungen, in denen Kinder betreut, begleitet, trainiert oder unterrichtet werden, damit sie dort auch sichere Rahmenbedingungen vorfinden und bei Risiken oder in Verdachtsfällen klar ist, welche Interventionskette in Gang kommt. Auch Kinderschutzbeauftragte garantieren, dass das notwendige Wissen dafür vorhanden ist. Schulen in sozial benachteiligten Bezirken sollten nach einem Chancenindex mittels Schulausgleichfonds besonders gut ausgestattet werden, damit alle Schüler:innen unabhängig von Bildungshintergrund ihres Elternhauses dieselben Chancen bekommen. Mit den zusätzlichen Ressourcen können die 1100 benachteiligten Schulstandorte in Österreich gute Angebote aufbauen und stärken, etwa auch mit Kindergesundheit. Die Schüler:innenbeihilfe sollte der Teuerung angepasst, zum anderen auf die Pflichtschulen ausgedehnt werden. Auch ein Schulausgleichsfonds, der bei den Kosten von Schulveranstaltungen hilft, wäre sinnvoll. Die im öffentlichen Diskurs vernachlässigte Lehrlingsausbildung braucht griffige Schutzmechanismen, damit gerade Jugendliche mit multiplen Risiken im Sinne umfassender gesunder Entwicklung gefördert werden statt auf die Verliererstraße abzugleiten.

8. Politische Verantwortung einmahnen – kein Kind zurücklassen
Das Modell einer Kindergrundsicherung reduziert Armut und soziale Ungleichheit und setzt sich aus einem Fixbestandteil und einem vom Einkommen der Eltern abhängigen Teil zusammen. Sie umfasst eine materielle Dimension mit Wohnen, Nahrung und Kleidung, eine kulturelle Dimension mit Bildung und Betreuung und eine sozial-gesundheitliche Dimension mit Körperpflege, Gesundheitsvorsorge und sozialer Teilhabe. Sinnvoll wäre ein universeller Fixbetrag für alle mit darauf aufbauender einkommensabhängiger Förderung. Wir dürfen auch die rund 70.000 Kinder in der gerade eingeführten, gekürzten Sozialhilfe nicht vergessen. Geringere Richtsätze für Erwachsene mit Kindern, Abzug der Wohnbeihilfe und Kürzungen des Lebensunterhalts bringen Familien mit Kindern, welche auch die aktuellen Teuerungen verkraften müssen, an den Rand ihrer Existenz. Das Sozialhilfegesetz ist mehr als sanierungsbedürftig und es braucht eine neue Mindestsicherung. Eine Kindergrundsicherung muss mit sozialer Infrastruktur kombiniert werden. Sonst ist sie kontraproduktiv und kann

sogar Kinderarmut erhöhen. Präventionsketten dienen der besseren Betreuung, Förderung und Entwicklung von Kindern und stärken den Kinderschutz. Man setzt bei den Lebensphasen und Entwicklungsherausforderungen des Kindes an und baut die Unterstützungsmaßnahmen begleitend auf. Es geht im Kern darum, Unterstützungsnetze zu mobilisieren, die sozialstaatlich, institutionell, in der Gemeinde und der Community zu finden sind.

9. Netzwerke stärken – interdisziplinär vermitteln

Damit alle Einrichtungen und Angebote für Kindergesundheit gut voneinander Bescheid wissen, braucht es bereits in allen Berufsausbildungen Interdisziplinarität und Multiprofessionalität. Nur Mediziner:innen, die auch wissen, welche psychosozialen Angebote es gibt, wie und wann Psychotherapie oder Ergotherapie helfen können, werden auch gezielt weitervermitteln. Nur wenn in den Schulen und anderen Einrichtungen bekannt ist, wann eine Gefährdungsmeldung gemacht werden muss und wie ein Betretungsverbot umgesetzt wird, können Kinder auch wirksam geschützt werden. Wenn es Vernetzung und Austausch zwischen Bildungseinrichtungen und Behörden gibt, wird auch die Kooperation mit der Kinder- und Jugendhilfe und der Polizei im Anlassfall besser gelingen. Netzwerkarbeit muss auch bezahlt werden, damit sie greift und sinnvoll ergänzend aus den verschiedenen Expertisen zusammengearbeitet wird. Nur tragfähige professionelle Vermittlungsbeziehungen schaffen ein wirksames Versorgungsnetz für Kinder und ihre Familien.

10. Selber sprechen – die eigene Zukunft mitbestimmen

Fortschrittlich ist eine Gesundheitsverträglichkeitsprüfung durch Kinder selbst: Wie sicher und gesund ist mein Schulweg? Woher kommt das Essen im Supermarkt? Welche Bewegungsmöglichkeiten bietet meine Wohnumgebung? Kinder prüfen ihre Umwelt darauf, wie sehr sie Gesundheit fördert oder behindert. So ein „Health Impact Assessment" schafft mit unterschiedlichen Methoden eine Beteiligungsmöglichkeit, um Kindern eine Einschätzung von den positiven und negativen gesundheitlichen Folgen ihrer Lebensbedingungen zu verdeutlichen und sie bei Verbesserungen aktiv mitgestalten zu lassen. Kinder und Jugendliche haben das Recht auf Partizipation und sie können sagen, was sie sich wünschen, wie sie gerne leben möchten und was sie interessiert. Mitbestimmung von Kindern und Jugendlichen muss überall dort verankert und verstärkt werden, wo sie ihren Alltag leben: im Wohnhaus, in der Gemeinde, im Grätzel, in der Schule, in der Lehre, auf der Straße, im Landtag und im Parlament. Unabhängig von ihrer Herkunft, ihrem Geschlecht oder sozialem Status.

Hören wir den Kindern zu und nehmen wir sie ernst.

Danke!
Herzlichen Dank allen Autor:innen für ihre Texte, Zeit, Kreativität und Mühe. Danke auch an Edith Meinhart und Eva Maria Bachinger, die für dieses Buch zu einem Porträt und einer Reportage aufgebrochen sind. Verbunden sind wir der Geduld unseres Verlegers Martin Rümmele und allen, die an Lektorat und Gestaltung des Buches beteiligt waren. Und nicht zuletzt danken wir all den Kindern und Jugendlichen, die ihre Stimme in diesem Buch erhoben haben, ihre Lebensgeschichten mit uns teilten und uns halfen, den Blick zu schärfen – darauf, was Kindern gut tut.

Die Herausgeber:innen

Mehr und aktuelle Informationen sowie Kontaktadressen und Hilfsangebote finden Sie unter www.kinderstärken.jetzt